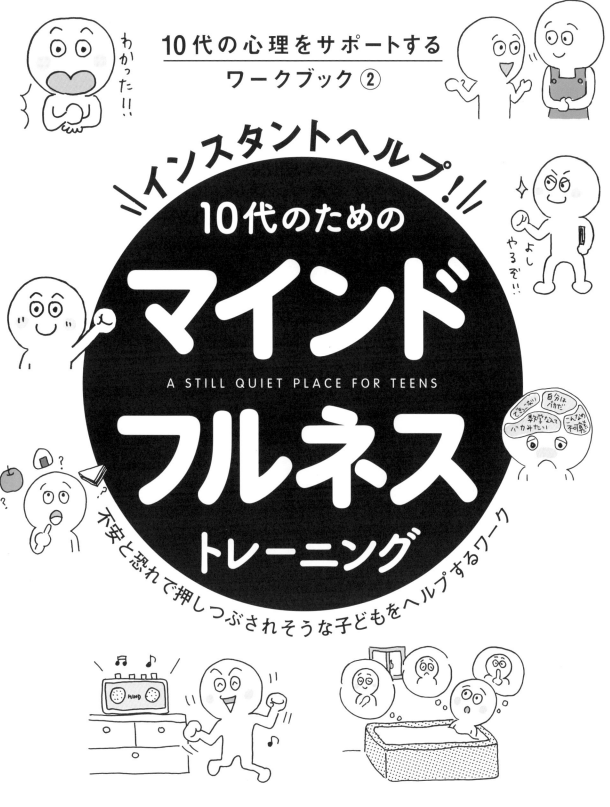

10代の心理をサポートする
ワークブック ②

＼インスタントヘルプ！／
10代のための
マインド
A STILL QUIET PLACE FOR TEENS
フルネス
トレーニング

不安と恐れで押しつぶされそうな子どもをヘルプするワーク

エイミー・サルツマン 著　今井正司 監修　上田勢子 訳

合同出版

限りない感謝を下記のみなさんへ送ります。

私を指導してくれた愛するジョージナ・リンゼイさん
私の素晴らしい子どもたち、ジェイソンとニコール
愛する夫、エリック
親愛なるマインドフルネスの友人たちと同僚たち
賢明で勇敢な10代のみなさん

そしてなによりも、あなたの中の静かな場所へ感謝を込めて。

エイミー・サルツマンより

A STILL QUIET PLACE FOR TEENS
by Amy Saltzman, MD
Copyright©2016 by Amy Saltzman, MD
Japanese translation rights arranged with NEW HARBINGER PUBLICATIONS INC.
through Japan UNI Agency, Inc., Tokyo.

10代のみなさんへ

●マインドフルネスってなんだろう？

この本へようこそ！　そしておめでとう！

「え？　なにがおめでたいの？」とあなたは不思議に思うかもしれませんね。でも、あなたがこの本を開いて読みはじめたことは、すでにストレスを軽くして、より幸福になるための第一歩なのです。さあ、はじめてのマインドフルネスの練習をしてみましょう。

「マインドフルネスって、いったいなんだろう？」と、きっとあなたは思っていることでしょう。マインドフルネスとは、「今、ここに注意を向ける」ことです。優しい気持ちと好奇心を持ちながら注意を向ければ、自分のとるべき行動を選ぶことができるようになります。

もうすこしくわしく説明しましょう。

「今、ここに注意を向ける」ということは、過去のことや将来の不安について考えるのではなく、今、この瞬間に実際に起きていることに注意を向けるということなのです。それを「優しい気持ちと好奇心を持って」行ないます。私たちは自分に対してとてもつらく当たることが、よくあります。「失敗したな」「まちがっちゃった」というようなことだけに目を向けがちなのです。

でもマインドフルネスの練習をすれば、自分にもっと優しくなれて、自分の体験を判断したり批判したりせずに、好奇心を持つことができるようになります。すると「自分のとるべき行動を選べるようになる」のです。

自分の考えや気持ち、体の感覚、周囲の人たちや状況に、優しい気持ちと好奇心を持ちながら注意を向けていけば、正しい選択をするために必要なことがすべてわかるようになります。そうすれば、自分らしい人生を生きたり、夢を実現したりできるのです。

さあもう一度立ち止まって、自分がなにを考えているのか、どう感じているのかに気づいてみましょう。

「よし！　やってみよう！」と思った人も、「そんなことができるわけないじゃないか！」と思う人もいるでしょう。なにを考えても、どんな気持ちになってもよいのです。それを変えたり直したりする必要はありません。

●あなたのためのマインドフルネス

　私は、この本に書いたマインドフルネスの練習を多くの10代の人たちと分かち合って
きました。メディア主導のめまぐるしい現代社会の中で、日常のストレスに対処しようと
している10代、きびしい親からの大きな期待、それに応えて「いい大学」に入るための
極度のプレッシャーと戦う10代、暴力の横行する貧しいコミュニティに生きる10代、
ADHDや不安やうつや摂食障害のある10代、不良グループに入ったり、妊娠したり、停
学になったり、逮捕されたりしたことのある10代、親の離婚や家族の重病、経済的困難
に耐えている10代、薬物を使ったり、自傷行為をしたり、自死しようとしたり、そのほ
かにも自分を傷つけるような行動をしている10代。

　私はこうした10代の人たちと共にマインドフルネスを行なってきました。ですから、
数学で赤点をとったあなた、親とけんかをしたあなた、もっと深刻な問題を抱えているあ
なた、あるいは普段のストレスにうまく対処したいと思っているあなた、この本はそんな
あなたのための本なのです。

　本の中に出てくる「……」の印は、休止を示します。スローダウンして、練習の中で述
べていることのすべての効果をしっかり感じたり、体験したりするところです。何度も同
じ言葉がくり返し出てくるところもありますが、次第にその言葉があなたの頭と心の中で
生きはじめて、あなたの生活の一部になるでしょう。同じテーマであっても、いくつか少
しずつちがった方法が紹介されていますので、自分に最適な方法を選びましょう。

　この本は、私が行なっている「あなたの中の静かな場所：毎日のマインドフルネス」と
いう8週間コースにそって、8つのパートに分けて書かれています。1週間に1パートず
つ、8週間かけて読むことをおすすめします。それぞれのマインドフルネスには相互関係
があるので、順番に読んでいってほしいのです。でも、特定の練習に興味があれば、その
ページを読んでもいいでしょう。前に出てきたことと関連のあるワークもあります。その
場合は、事前に必要なことがわかるように、ワークのはじめに関連のワークを紹介してあ
ります。

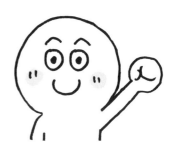

●このワークブックの４つの柱

マインドフルネスの基本コンセプト（基本概念）

マインドフルネスを毎日の生活の中で使っていく際の基本的な考え方を紹介します。

マインドフルネスの練習

何度もくり返して練習するとより効果的です。

おさらい

マインドフルネスの練習をしてみて、どう感じたかを振り返ります。自分が体験していることを優しい気持ちと好奇心を持って見ることができるようなります。これは、「ただリラックスして幸せな気持ちに浸る」ということではありません。自分にとってなにが真実なのか、本当はどう考えているのか、どう感じ、どう行動しているのかを発見する努力をしてください。自分に正直であればあるほど、より意味のある毎日になるでしょう。

トレーニング

短くてシンプルな、書き込み式の練習を紹介しています。マインドフルネスの理解と、生活にどう取り入れたらよいのかがわかるようになるトレーニングです。

マインドフルネスの練習をしていけば、人生の困難を取り除いたり、どうしようもない問題にも対処できるスキルや、平穏で安心できる瞬間をもっと楽しめるようになる力が身につきます。こうしたスキルを育てるためには、マインドフルネスの練習を実際に行なわなくてはなりません。一つひとつの練習を少なくとも一度はしてみることをおすすめします。

練習の中にはちょっと変わっているものや、難しいものがあるかもしれませんが、続けていけば、あなたに必要な新しいスキルが備わって、とても役に立つようになるものもあるでしょう。辛抱強く、根気とユーモアを持って練習していけば、どの練習が自分に最も役立つのか、どれを続けていくといいかがわかるようになるでしょう。

高校１年生のある少年が、こんなことを書いてくれました。

「金曜日に何回かクラスを受けました。学校だけでなく日常生活にも本当に役立っています。このクラスで怒りをコントロールできるようになって、心を落ち着けて、自分と仲直りする方法を見つけました」

さあ、あなたもゆったりと心を落ち着かせるスキルを身につけましょう！

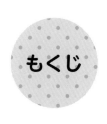

もくじ

Part 6　対応して対話しよう

Part 7　選択することと親切な気持ちになること

Part 8　マインドフルネスのまとめ

Part 1

立ち止まって休もう、そして呼吸しよう

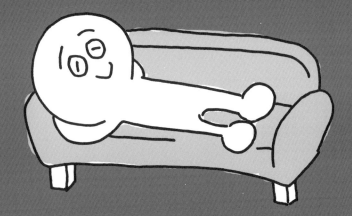

　まず休憩してみましょう。スローダウンして自分のためにゆっくり時間を使っていいのだと、許可を与えるのです。

　休憩することができたら、マインドフルネスの効果について知りましょう。マインドフルネスによってストレスが軽くなり、より幸福な人生を歩めるようになることが科学的に証明されています。

　次に、マインドフルに聞く練習をやってみましょう。練習によって、音や音楽を聞く力が向上します。でも大切なのは、自分自身の声に耳を傾けられるようになることです。パート1は、マインドフルネスの練習の序文となり、基盤を作ります。

　さあ、ゆっくり座って、まず休憩することからはじめましょう。

ワーク 1

休んでみよう

　1つ目の練習は、数分間、ただ休んで、ゆっくりくつろぐことです。日常の心配事やストレスから離れることのできる、時間のかからないシンプルな方法です。

　まず、学校の図書館の片隅、外のベンチ、木の下、自分の部屋といったじゃまの入らない静かで安全な場所を選びましょう。マインドフルに休憩する方法を覚えれば、騒がしい教室や混雑した電車の中でもできるようになります。オーディションや面接やスポーツの試合の前にもできるようになるでしょう。

　ゆっくり説明を読みながら練習していきましょう。いやでなければ、目を閉じてください。一段落ずつ読んで、目を閉じて、そこに書かれていたことをゆっくりやってみましょう。それから次の段落へと進んでいきましょう。読みながら練習していくうちに、ゆったりした感覚で体が満たされるのを感じましょう。

　数分間、休みましょう。なにもかも休むのです。宿題、親のこと、廊下のうわさ話、頭の中のゴシップ、流行っているもの……すべてを、あるがままにしましょう……休みましょう。

　体を休ませましょう。目を閉じましょう。目を閉じたくなければ、目の前の一点を見つめましょう。体が、椅子やソファやベッドや床に支えられているのを感じましょう。体と顔の筋肉を緩めましょう。ゆっくり長いため息をついてもいいでしょう……。

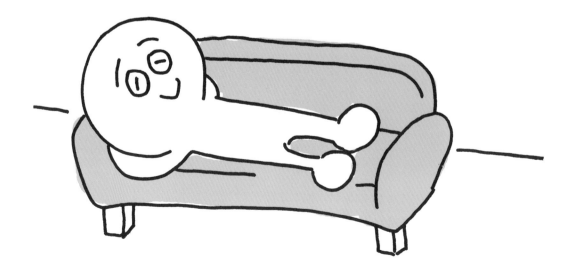

呼吸に気持ちを向けてみましょう。 お腹の呼吸のリズム……。息を吸うとお腹が膨らみ、息を吐くとお腹がへこみます……呼吸のリズムに意識を集中していきましょう。ほかのことはすべて後回しにしていいのです……息をして、休んで……どこにも行かず、なにもしないで。なにかになろうとする必要はありません。

吸う息をすべて感じましょう。はじめに息を吸い込むときから、息が落ち着くところまで……それから吐く息を感じましょう。はじめの一息を吐くときから、息が落ち着くところまで……さあ今度は、吸う息と吐く息の間の、「あなたの中の静かな場所」に注意を向けてみます……そしてまた、吐く息と吸う息の間の静かな場所で休みましょう……。

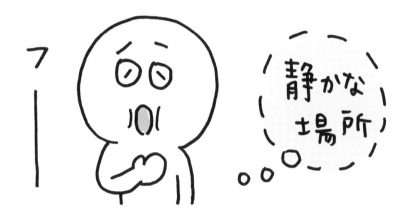

息をして、休んで、ただそのままでいましょう……それだけでじゅうぶんです……呼吸と静けさだけと共にいましょう……。

あなたの中にいつもある安らぎと静けさを感じましょう……。

気が散ってもいいのです。優しくそっと呼吸に注意を戻しましょう。お腹の呼吸のリズムを感じましょう……。

休みましょう。 注意を呼吸に集中させましょう。すべてのことをそのままにしておきましょう……あなたもそのままでいいのです……なにも変えることはありません。呼吸をして、休んで、休んで、呼吸をして。

練習が終わりに近づきました。 目まぐるしい現代社会で、休むということが、どれほどすごいことなのかを覚えておきましょう。練習すれば、いつでもどこでも、呼吸に注意を向けて休憩できるようになります。靴をはいているとき……授業がよくわからないとき……友だちと遊んでいるとき……だれかとけんかしているときでさえも……こんなふうに休みながら呼吸をすることは、イライラしたり、気がめいったり、退屈したり、腹が立ったりしたときに特に役立ちます。

ワーク 2 おさらい 休むのってどんな気分？

休む練習をして、どう感じましたか？

●休むことができましたか？

| はい | いいえ | なんとなく |

アドバイス

　休むことができてもできなくても、あなたが今体験したことに、優しい気持ちと好奇心を向けてみましょう。

●あなたの頭はどう感じましたか？

....

....

●あなたの体はどう感じましたか？

....

....

●あなたの心はどう感じましたか？

....

....

●休むのに役立ったものはなんでしょう？

....

....

●休むことのどこが難しかったでしょうか？

....

....

アドバイス

　ほとんどの人は絶えず動き回りながら、あれこれ考えています。そんなとき、このように休んでみれば、とても安心するかもしれません。でも、少し変な気がしたり、居心地の悪い感じがするかもしれませんね。それでも、今体験したことは、休むことはまったく問題ないということなのです。練習によって、もっと簡単に、穏やかで静かな場所で休めるようになります。

　休もうとして腰を下ろしても、頭の中で考えがかけ回っていたり、悲しみや怒りを感じていたり、体がソワソワしていたりすることがあるでしょう。でも、こうしたことを、優しさと好奇心を持って感じることがマインドフルネスなのです。SNSや映画やテレビや広告に出てくるマインドフルネスは、いつも静寂で穏やかで喜びに満ちているというイメージかもしれませんね。でも、そうではありません！　マインドフルになるということは、ただ単に、今ここで起きていることに気づくことなのです。体が疲れていたり、気分が高揚していたり、退屈していたりということに、あなたが気づいていれば、それもマインドフルなのです。

　なにかを変えたり改善したりする必要はありません。今あなたが体験していることに、今ここで、優しい気持ちと好奇心を向けさえすれば十分なのです。

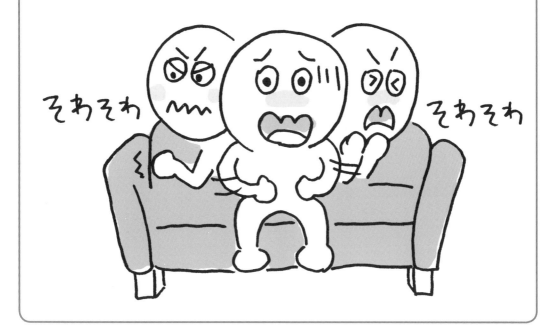

そわそわ　　　　　　　　　　　　そわそわ

トレーニング

自分のストレスを知ろう

人は多くのストレスを抱えています。10代の人特有のストレスもあるでしょう。
あなたのストレスの主な原因はなんですか？

●次の言葉から、ストレスの原因を選んで〇をつけましょう。ほかにもあれば、
書き加えましょう。

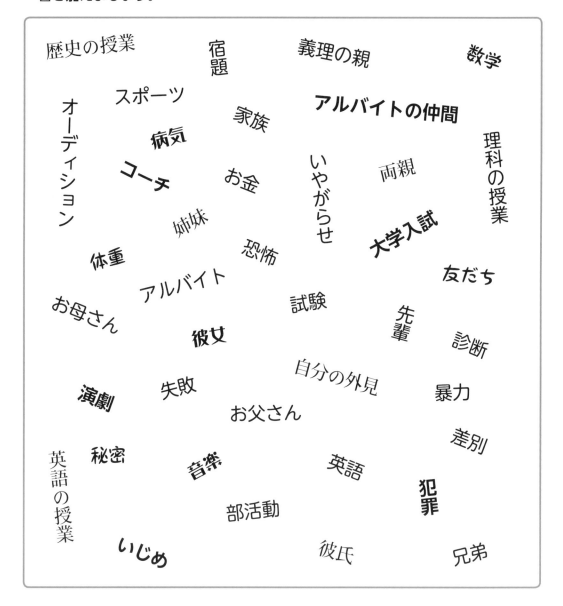

歴史の授業　宿題　義理の親　数学
スポーツ　家族　アルバイトの仲間
オーディション　病気　お金　いやがらせ　両親　理科の授業
コーチ　姉妹　大学入試
体重　恐怖　友だち
アルバイト　試験　先輩　診断
お母さん　彼女　自分の外見　暴力
失敗　差別
演劇　お父さん
秘密　音楽　英語　犯罪
英語の授業　部活動
いじめ　彼氏　兄弟

日常のストレスに注意を向けてみましょう。次の質問に答えながら、①小さいストレス、②中くらいのストレス、③大きいストレスの原因について考えましょう。
下の小さいストレスの例を参考にしてください。

> 小さいストレスの原因： テストの準備、とくにノートをとること。

● このストレスの原因について考えると体がどんな感じになるでしょう？

体が重くなって、なかなか動かない感じ。こめかみに鈍い痛み。

● この原因について、どう考えているでしょう？

いやだー。ノートをとるの、だいきらい。やりたくない！

後回しにしなければよかった。早くやっておけばよかった。

● どんな感情が起きるでしょうか？ このストレスの原因について考えるとどんな気持ちになるでしょう？

あせる。動揺する。もどかしい。イライラする。

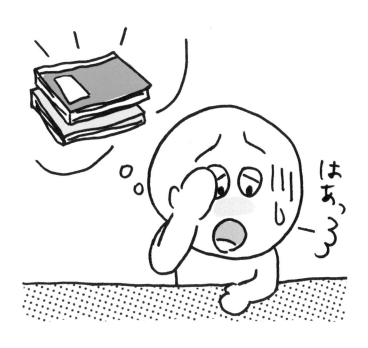

● 14 ページで〇をつけた中から、ストレスの原因を3つ選びましょう。①小さいストレスの原因、②中くらいのストレスの原因、③大きいストレスの原因について、次の質問に答えましょう。トレーニングをするときは、自分のしていることに優しい気持ちと好奇心を向ける練習をしましょう。今、ほかにはなにもしなくてもいいのです。

①小さいストレスの原因：..

●そのストレスの原因について考えると体がどんな感じになりますか？

....

●そのストレスの原因について、どう考えているでしょう？

....

....

●そのストレスの原因について考えるとどんな気持ちになるでしょう？

....

②中くらいのストレスの原因：..

●そのストレスの原因について考えると体がどんな感じになりますか？

....

●そのストレスの原因について、どう考えているでしょう？

....

....

● そのストレスの原因について考えるとどんな気持ちになるでしょう？

....

③大きいストレスの原因：...

● そのストレスの原因について考えると体がどんな感じになりますか？

....

● そのストレスの原因について、どう考えているでしょう？

....

....

● そのストレスの原因について考えると、どんな気持ちになるでしょう？

....

アドバイス

　少し時間をかけて、自分を認めて受け入れましょう。スローダウンして、自分のストレスの原因を直視するのは、勇気のいることです。「魔法の杖の一振りでストレスの原因が消えてくれればいいのに」と願うのはあなただけではありません。マインドフルネスによってストレスの原因が消えるわけではありませんが、ストレスに対処する新しい方法をいくつか教えてくれます。次第に、毎日がより穏やかで楽しいものになっていくでしょう。

　あなたがまだ、「マインドフルネスは、ほかの人にはいいかもしれないけど、自分には向いてないよ」と思っていても、読み続けてみてください。「マインドフルネスが役に立つかもしれない」と、オープンな考えと気持ちで試してみてください。その上で、自分自身のマインドフルネスの体験に基づいて、どうするかを決めればよいのです。

マインドフルネスの基本コンセプト

マインドフルネスの利点

マインドフルネスに多くのメリットがあることは、科学的に証明されています。そのいくつかを紹介しましょう。

- ストレスを減らす。
- ネガティブな感情を軽減する。
- 怒りと問題行動を減らす。
- 不安感を減らす。特に試験への不安に役立つ。
- うつを軽減する。
- ADHD の症状を軽減する。
- 集中力が増す。
- 気持ちを落ち着かせる力がつく。
- 自尊感情と自分への思いやりが増す。
- 自分や他者をケアする能力が備わる。
- ソーシャルスキルが上達する。
- 睡眠の質が向上する。
- 落ち着いてリラックスできるようになり、自分を受け入れられるようになる。

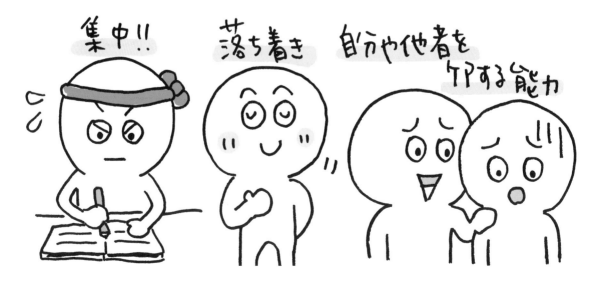

脳の活動を見ることのできる fMRI（機能的磁気共鳴画像法）を使った研究によれば、マインドフルネスの練習を8週間続けた人の脳には、こんな変化が起きているといいます。

- **扁桃体*の灰白質の密度が減少する。**
  - ＊扁桃体：不安やストレスの信号を出すのに大きな役割をしている脳の部分。

- **海馬*の灰白質の密度が高まる。**
  - ＊海馬：学習や記憶にかかわる脳の部分。

- **側頭頭頂接合部*の灰白質の密度が高まる。**
  - ＊側頭頭頂接合部：自己認識・共感・自己反省にかかわる脳の部分。

体のトレーニングが体を強くするように、**マインドフルネスのトレーニングは脳を強くします。** 日常生活のストレスに上手に対処できる脳がほしければ、この本のワークを続けていきましょう。

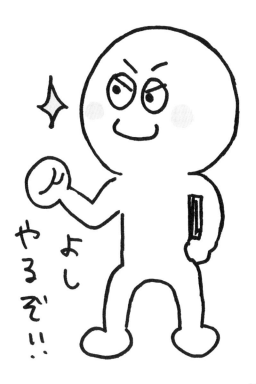

よし やるぞ‼

 **ワーク 5**

 マインドフルネスの基本コンセプト
助けを求めることも大切

マインドフルネスは、強力なツールです。

練習することでワーク4の「マインドフルネスの利点」（18ページ）に書いたような多くのメリットが得られるのです。でも、あまりにも人生がつらく、マインドフルネスだけでは十分でないことも、ときにはあるかもしれません。もしあなたが、強いうつや、激しい不安を感じていたり、なにかとても困難な状況にいるなら、マインドフルネスの練習を続けながら、親や、あなたを思ってくれる友だち、スクールカウンセラー、心理士や精神科医から、さらなるサポートを受けることをおすすめします。

世の中には、自分1人では対処できないことがあるのです。親切で思いやりのある人と話せば、どんな秘密も重荷もきっと軽くなるでしょう。だれに支えてもらえばよいかは、心がちゃんと知っているはずです。

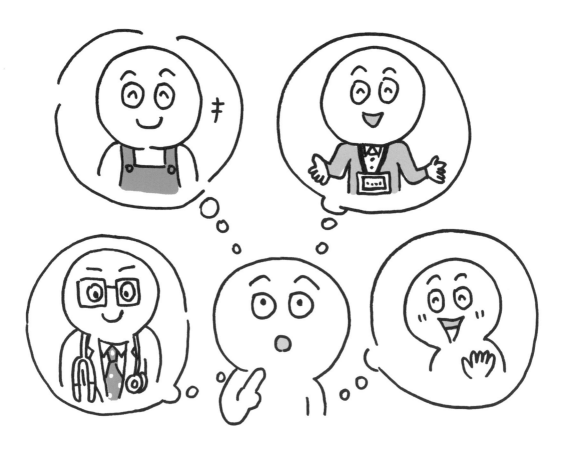

トレーニング

相手は自分の話を聞いてくれている？

●親、友だち、先生、きょうだい、クラスメイト、コーチは、あなたの話を本当に聞いてくれていると思いますか？　〇をつけましょう。

はい	いいえ	ときどき

　人があなたの話を聞いてくれているかどうか、どうすればわかりますか？　次の質問に答えましょう。

●相手はどこに注意を向けていますか？

....

....

●相手の目はどこを見ていますか？

....

●話を聞いているかどうかが相手の表情でわかりますか？

....

....

....

●話を聞いているかどうかが相手の体の様子でわかりますか？

....

....

....

●相手の話し方や動作のリズムは、どうでしょう？　どんな感じがしますか？

....

....

....

アドバイス

　相手がちゃんと話を聞いてくれているときは、マインドフルな感じを受けます。相手が、今ここにいるあなたに注意を向けてくれていると感じるのです。相手の目はあなたを見て、表情は優しく寛大で興味を示しているでしょう。体はゆったりとリラックスしていて、話し方や動作もゆっくり、安定しているでしょう。

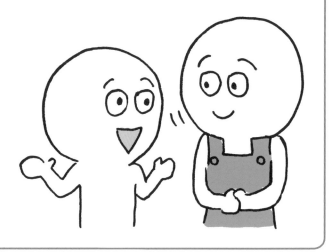

マインドフルネスの練習

音を聞こう

　まず、音を聞くことからはじめてみましょう。マインドフルに聞くための練習はいろいろありますよ。

　目を閉じて、耳をすましてみましょう。周りのすべての音をしっかり聞きましょう。近くの音……遠くの音……自分の呼吸の音……心臓の音も聞こえるかもしれません。気が散ったら、次に聞こえた音で、注意をもとに戻しましょう。ただ座って、3〜5分の間、聞いてみましょう。携帯電話でタイマーをセットしてもいいですし、数分後に次の音を合図に聞くことをやめてもいいでしょう。

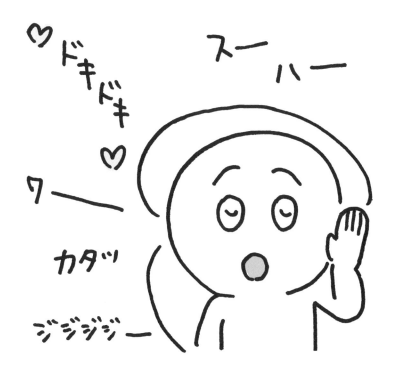

マインドフルネスの練習

音楽を聞こう

　音楽のボリュームを上げましょう。ヒップホップ、ポップス、ロック、ブルース、ジャズ、クラシック、カントリー、歌謡曲、なんでもいいのです。好きな曲をかけましょう。嫌いな曲だってかまいません。曲をかけたらじっくり聞きましょう。

　耳だけでなく体全体で聞きましょう。気分が乗ったら、音楽に合わせて体を動かしてもいいのです。ビートを感じて、リズムに身を任せて、音楽と体の動きにしっかり注意を向けます。じっと座ったままでも、足の指を動かすだけでも、めちゃくちゃに踊りまくってもいいのです。体全体で音楽を聞きましょう。

　当惑したり恥ずかしいと思ったり、こんなのバカげてると思ったら、そう思ったことに気づきましょう。それはただの考えでしかありません。

　どんな気持ちになるか気づきましょう。怒り、喜び、悲しみ……。

　体を感じましょう。体の活力を感じましょう。

　音楽を聞きながら、どんな考えや感情が体の中で動いているかに気づきましょう。

　曲が終わったら、体全体で音楽をじっくり聞いてどんな効果があったかに気づきましょう。

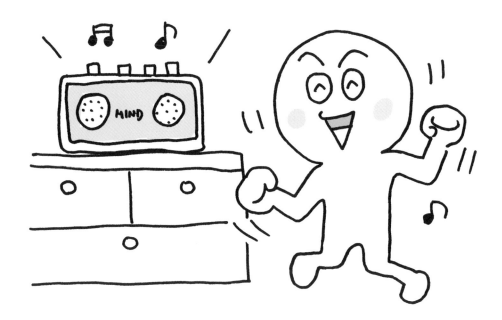

マインドフルネスの練習

自分の声を聞こう

　毎日、何分間か自分の声を聞いてみるのもとても役に立つ方法です。

　ちょっと立ち止まって、自分へ優しい気持ちと好奇心を向けましょう。学校の廊下を歩いているときでも、座ってお弁当を食べるときでも、お風呂に入っているときでもいいのです。ちょっと立ち止まって、こんな質問を心を込めてしてみましょう。

> 「今なにをしてる？」
> 「本当に、今なにをしてる？」
> 「今、どんな気持ち？」
> 「とても興奮していることはなに？」
> 「がっかりしていることはなに？」
> 「今の気持ちは、ハッピー？　悲しい？　腹が立っている？　ストレスを感じている？　疲れている？　お腹がすいている……？」
> 「自分にはなにか秘密にしていることがある？」
> 「変えたいことがある？」
> 「自分を大切にするために、なにをしたらいいだろう？」

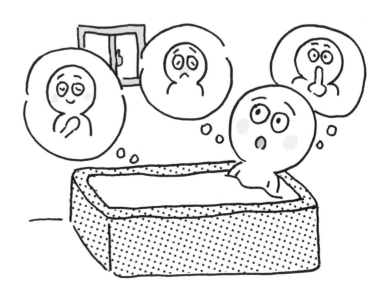

簡単な練習で、自分のことを大切にできるようになるのです。少し運動をして、休憩して、がんばって宿題をしたら、おやつを食べたり、友だちに電話したり、音楽をかけたり、ワーク1の「休んでみよう」（10ページ）やワーク24の「自分の気持ちとなかよくなろう」（64ページ）のマインドフルネスの練習をしてみるとよいでしょう。

「授業が難しすぎて、単位を落としそう」「勇気をふり絞って、あの人をデートに誘いたい」「サッカーをやめて、ミュージカルのオーディションを受けてみたい」「だれかに助けてもらいたい」といった大きな悩みがあるかもしれません。

忙しすぎるのは、自動運転で車を走らせているようなものです。本当の気持ちがわからなくなって、誤った選択をしてしまうことがよくあります。あとで後悔するようなことを言ったり、よくない行動をとったり、先延ばししたり、あきらめたり、けんかをしたり、いつもと同じことをいつもと同じようにしたり……。

だから、毎日何分間か、優しい気持ちと好奇心を持って自分の声に耳を傾けてみましょう。そうすれば、正しい行動が選びやすくなって、なりたい自分になることができるでしょう。

マインドフルネスは自分への贈りもの

　1、2週間、少なくとも1日1回、ワーク1の「休んでみよう」（10ページ）の練習をしましょう。学校のあと、宿題をする前、宿題と宿題の間、寝る前、テストなど大きなできごとの前、スポーツの試合前、オーディションの前などに行なうとよいでしょう。自分に合うルーティンを作りましょう。マインドフルネスは、練習すればするほど上達するのです。

> マインドフルネスの練習の目的は、
> 自分にとってよい行動を選べるように、
> 今ここに、優しい気持ちと好奇心を持って、
> 注意を向けることです。

Part 2

はじめよう

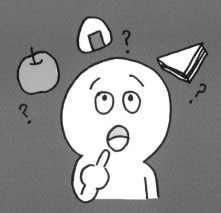

パート2へようこそ！　ここまで読み続けてくれてありがとう。

「毎日マインドフルネスの練習をするようになったよ」と言う人も、「もう何週間もこの本を開いていないし、練習もしていない」という人もいるでしょう。でも、今このページを開いているということは、ストレスを減らして、もっと幸福で充実した人生を送るための方法を覚えたいと思ったのかもしれません。

マインドフルネスの練習は、毎日欠かさず練習することが大切です。人は、「この方法を練習して覚えるぞ」「毎日練習して、夏の終わりまでにこの本を読み終えるぞ……」「さあ、座って呼吸に集中してみよう」と決意をしてはじめるものですよね。でも、人生はその通りにはいかないものです。じゃまが入ったり、はじめの強い気持ちが失せてしまったり、練習するのを忘れたりします。でも、心配することはありません。

忘れたことに気づくことが、マインドフルになれたということなのです。そして、はじめの決意に戻ればよいのです。この本と毎日の練習に、そして自分の呼吸に戻るのです。罪の意識を感じたり、自分を責めたりする必要はありません。

さあ、今ここで、自分の呼吸に注意を向けてみましょう。タイマーを5分にセットしてもいいでしょう。

トレーニング
楽しいできごと

　考えで頭の中がいっぱいだったり、問題だけに焦点を合わせていると、人生の楽しいできごとに気づかないことがあります。くつろいだり、喜んだり、楽しんだりするシンプルな瞬間に気づかないのです。過去2日間にどんな楽しいことがあったか、思い出してみましょう。

　SNSやテレビや広告は、楽しいできごとを、おしゃれなパーティ、素晴らしいプレゼント、すてきな休暇のように、おおげさでエキサイティングでセクシーなものだと思わせようとします。でも、実際の楽しいできごとは、ペットの犬をなでたり、友だちと笑い合ったり、数学の問題を解いたり、好きな曲に合わせて体をゆらしたり、きれいな夕焼けを眺めたりと、シンプルなものなのです。

　あなたの楽しいできごとを思い出したら、29ページの絵のふき出しに書き込んでみましょう。簡単な言葉やスケッチでいいのです。"考えたこと"のふき出しの中に、楽しいできごとの最中に考えたことを書きましょう。"感じたこと"のふき出しには、そのときの気持ちを、そして"体で感じたこと"のふき出しには、体になにが起きたか、体がどんな感じだったかを書きましょう。

　五感（見る・聞く・味わう・触る・匂いをかぐ）について考えながら書くといいでしょう。そのときの自分の表情や体の感覚を思い出すのもいいですね。

アドバイス

　楽しいできごとが思い出せなければ、小さなできごとを思い出せばいいのです。すてきな新曲や、おもしろいジョークを耳にしませんでしたか？　校庭を歩いているとき、お日様やそよ風が顔に当たるのを感じませんでしたか？　友だちとリラックスしたり、おいしいサンドイッチを食べたりしませんでしたか？

●楽しいできごと

....

....

....

考えたこと

感じたこと

体で感じたこと

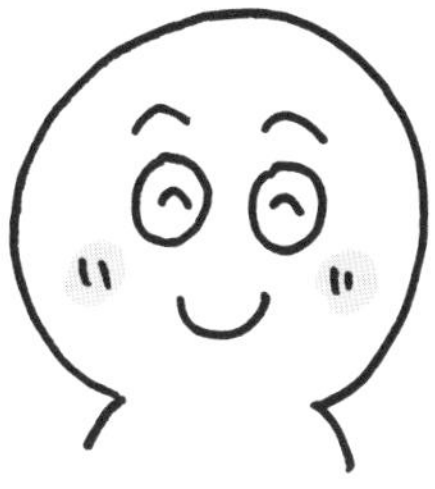

「こんな練習がどうして必要なの？」と不思議に思うかもしれませんね。人生の楽しいできごとに感謝することは、強力なストレス対策になるのです。

　人の脳は、問題や脅威を見分けられるようにトレーニングされています。それは、遠い祖先がジャングルやサバンナのような自然の中で生きていたときには、とても役に立ちました。でも現代では、この習慣のせいで私たちの多くは、（携帯電話を失くす、悪い成績をとる、友だちと言い争いをするといった）日常的なできごとを、まるで命を脅かすできごとのように解釈をしてしまうのです。頭がそう考えると、体が反応してストレスホルモンを作り出し、原始的なパニック状態になってしまいます。

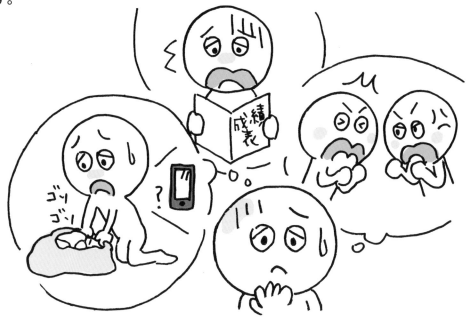

　脳は、ネガティブな問題を探し出そうとする傾向があります。しかし、より人生を楽しもうとすることとのバランスがうまくとれるようになれば、毎日のうれしい瞬間をもっと楽しめるようになるでしょう。

　これから１、２週間、その日に起きたちょっとしたうれしいできごとを布団に入る前に、思い出す練習をしてみましょう。毎日アラームが鳴るようにセットして、次ページの表に、その日のうれしかったことと、それがどんな影響を与えたかを記録してみましょう。１日の終わりに楽しかったことを書きはじめると、多くの楽しいできごとに気がつくようになります。１日に１回、あるいは週に１回でもいいでしょう。ちょっと時間をかけて、どんなできごとに感謝しているか考えたり書いたりしてみましょう。それだけで、感謝の気持ちを持つ基礎ができるのです。

楽しい できごと	どんなことを 考えた？	どんな気持ちに なった？	体はなにを 感じた？	今そのことについて書いていると、どんな考え、気持ちや、体の感覚に気づいた？
月曜日				
火曜日				
水曜日				
木曜日				
金曜日				
土曜日				
日曜日				

マインドフルネスの練習
マインドフルに食べよう

　毎日の楽しみの1つに、食べることがありますね。でも急いで食べると、味わうことができません。マインドフルな食べ方を試してみましょう。

　今、台所にあるものを思い浮かべて、なにが食べたいか考えてみましょう。
　体の声を聞きましょう。あなたの舌が求める味はなんですか？　満足感を与えてくれるものは？　興奮したり、動きが鈍くなったり、体が重くなったり、体にガスがたまったりしないもので、最適なエネルギーをあなたに与えてくれる食べものはなんでしょう？

　この文を読むだけで、あなたの口の中になにが起きていますか？　優しい気持ちと好奇心を向けながら気づきましょう。唾がわいてきましたか？　体にどんなことが起きていますか？　お腹が空っぽな感じや、空腹さを感じますか？　頭の中はどうでしょう？　食べたいと思うものや、絶対に食べたくないと思うものはありますか？

　さあ、今度は台所へ行って食べものを選びましょう。自分がなにを選んでいるかに気づきましょう。そして、はじめの3口をゆっくりマインドフルに食べることに専念してみましょう。

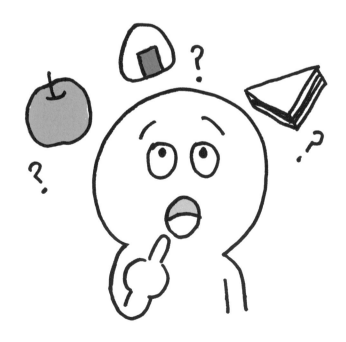

まず、その食べものを見ましょう。色や触感にも注意しましょう。

次に、匂いをかぎましょう。特別な匂いをいくつ感じることができましたか？匂いをかいでいると口の中にどんなことが起きますか？

あなたが選んだ食べものを一口、口に入れましょう。そして、噛まずに口の中にとどめます。目を閉じて気づきましょう。口の中、体、頭になにが起きていますか？　その食べものが好きですか？　嫌いですか？　噛みたいと思いますか？　それとも吐き出したいですか？　ゆっくり気づきましょう。急いではいけません。

用意ができたら、1回噛み味を感じましょう……。1回噛むごとに、味がどう変わるか、歯と舌がどのように働いているかに気づきましょう……、口の中にすべての注意を向ける努力をしてみましょう。食べもの、噛むこと、味に集中しましょう……、時間をかけてゆっくりと……好奇心を持って体験しましょう……。

飲み込む前に、飲み込みたいという衝動を感じているか気づきましょう。そして飲み込んだら、食べものがのどから下りていくのが感じられますか……目を開ける前に、マインドフルに食べてみて体と頭と心がなにを感じたかに気づきましょう。

さあ、説明を読み終わったら、マインドフルな食べ方を試してみましょう。

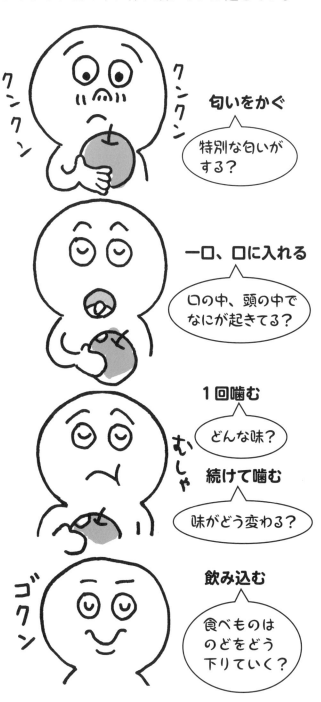

クンクン　クンクン

匂いをかぐ

特別な匂いがする？

一口、口に入れる

口の中、頭の中でなにが起きてる？

1回噛む

どんな味？

むしゃ

続けて噛む

味がどう変わる？

ゴクン

飲み込む

食べものはのどをどう下りていく？

33

おさらい

マインドフルに食べるのは
どんな気分？

マインドフルな食べ方を練習したら、少し時間をかけて考えながら質問に答えましょう。

● マインドフルに食べてどんな感じがしましたか？

....

....

● 普段の食べ方とどうちがっていましたか？

....

....

● 味についてなにか気づきましたか？

....

● 噛んでいることについて、なにか気づきましたか？

....

● 噛んだり味わったりすることにすべての注意を向けたとき、頭はなにを感じていましたか？

....

....

....

●この練習をしてみて驚いたことはありますか？　一口がとてもおいしいことに驚きましたか？　大好きだと思っていた食べものが、実際にはそんなにおいしくないことに驚きましたか？

....

....

....

アドバイス

　練習をした人は、食べものの味がよくわかるようになったり、リラックスした気持ちになったりしたと言います。ただゆっくりと味わうだけで、体と頭を静めることができることにびっくりしたと言うのです。なかには、難しくて嫌いだという人もいます。食べものの味や触感が嫌だと思ったり、練習がゆっくり過ぎてイライラしたという人もいるのです。

　あなたはどうですか？　穏やかな気持ちになったり、逆にイラついたりしたかもしれませんね。おいしいと思ったり、まずいと思ったかもしれません。そのどちらであっても、体験していることに優しい気持ちと好奇心を持って注意を向けることができれば、マインドフルネスの練習になるのです。その瞬間の自分の体験にしっかり注意を向けることがマインドフルになるということなのです。

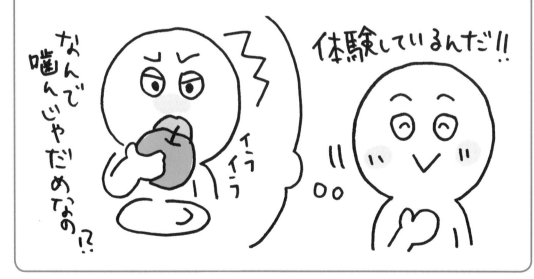

マインドフルネスは自分への贈りもの

　毎日数分、マインドフルネスの練習をしましょう。バスケットボールのシュートや、楽器の演奏と同じように、マインドフルネスも学習できるスキルです。はじめてなにかを学ぶときは、しっくりこないし不確かな感じがするものです。でも、練習を続けていけば上達します。そして、基本的なことがしっかりわかってくるでしょう。

　スキルをマスターしたら、新しい状況でも想像力を使って応用することができます。マインドフルネスも同じです。はじめのうちは、変だとかうまくできないと思うでしょう。でも毎日数分練習するだけで、マインドフルネスの筋力が強く柔軟になっていくのです。日常のストレスが減り、もっと楽しい毎日になることにも気がつくでしょう。毎日練習するよう心がけてみてください。そして、どんなことが起きるかを楽しみにしてほしいのです。

　これから1週間、マインドフルネスと自分を大切にする練習をしてみましょう。

・ワーク1の「休んでみよう」（10ページ）を1日に1回やってみましょう。
・毎日、マインドフルに一口食べてみましょう。おやつをマインドフルに食べられれば、なおよいでしょう。
・楽しいできごとに気づいて、1日の終わりに31ページの表に書き込みましょう。

> マインドフルネスは、シンプル。
> 今の瞬間だけ。この場所。たった今。

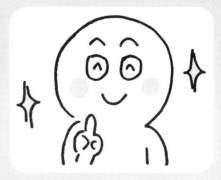

Part 3

自分に不親切な考えは
なんだろう？

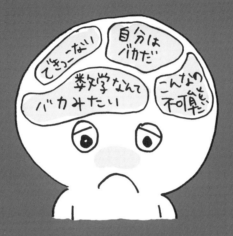

　自分がなにを考えているかを意識することは、とても強力なツールになります。そして、考えに左右されずに、自分で考えることを選べる人生を歩めるようになります。考えはときに不正確だったり、不親切だったり、大げさだったりします。

　あなたの近くにも、うわさ話が好きで周囲をかき回す人はいませんか？　でも、あなたはそんなうわさ話を真剣に受け止めないことをすでに学んでいるかもしれません。考えもうわさ話と似ていることがよくあるのです。あまり深刻に受け取らないのが、賢い選択です。

　パート3では、考えを眺めてみること、考えのパターンに気づくこと、考えが正確かどうかを問いかけること、ほかの可能性を受け入れること、そして考えにどう対応したらよいかを練習していきます。複雑そうに思えるかもしれませんが、心配ありません。きっとよくわかるようになりますよ。

　さっそくはじめてみましょう。

マインドフルネスの練習

考えを眺めてみよう

優しさと好奇心を持って、考えるという行為に注意を向ける練習です。ワーク1の「休んでみよう」（10ページ）と同じように、次の文章を読みながら行ないます。タイマーを5分にセットして、考えがやってきて去っていく様子を眺めてみましょう。

まず、ゆっくり落ち着けるところで座るか、寝ころびましょう。背中をまっすぐに伸ばし、体をリラックスさせて、目を閉じましょう。呼吸に意識を集中させましょう。呼吸によってお腹が規則的に膨らむところ、お腹から息が出ていくところを感じましょう。呼吸しながら、吸うときと吐くときの間にある「あなたの中の静かな場所」に気持ちを向けて落ち着きましょう……。

なにかの考えにとらわれはじめても、また呼吸のリズムに注意を向け直して、「あなたの中の静かな場所」に戻ればいいのです……。

さあ、あなたの考えを眺めてみましょう。人びと（考え）が道路を歩いていくのを、あなたは歩道に立って眺めています……ある特定の考えが見えてくるのに気づくかもしれません。その考えは通り過ぎて、見えなくなります。

考えにも、人のように性格があることに気づくかもしれません。「にぎやかな考え」「シャイな考え」「おかしな考え」「どこか意地悪な考え」「頑固な考え」、何度も何度もやってきます……そしてまた何度もやってきます。

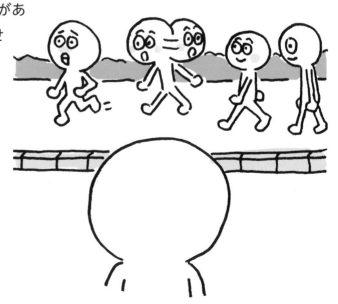

ただそこに座って、呼吸をしながら、考えを眺めていましょう。

考えと一緒に歩くのではなく、考えが通り過ぎていくのを歩道から眺める努力を してみましょう。

でも、考えと一緒に歩いていることに気づいたら（だれにでもありうることで す）、そのことに気づいたことをほめましょう。そしてまた、呼吸に注意を戻して、 吸う息と吐く息のリズムを感じましょう……呼吸に注意がしっかり向いたら、また、 考えを眺めはじめましょう。

1人で歩いている考えも、グループで歩いている考えもあるかもしれませんね。 ある1つの考えが、ほかのたくさんの考えや、気持ちや、頭痛や笑顔のような体の 感覚を周りに集めながら歩いているかもしれません……。

ただ呼吸して、眺めていましょう……。

練習を続けていくと、考えが後ろへ去っていく瞬間を見つけることができるかも しれません……。

考えを眺める力とは、どんなものでしょうか？

それは「あなたの中の静かな場所」、言い換えれば、気づくことです。気づきの中 で落ち着いて、考えが行き過ぎていくのを眺められますか？

好きなだけこの場所にいて、考えを眺めていましょう。あなたは、いつでも好き なときに、「あなたの中の静かな場所」で休みながら、考えを信じたり、ただ過ぎ 去っていくのを眺めることができるのです。

マインドフルネスの練習を読み終 わったらタイマーをセットして、考 えを眺めてみましょう。

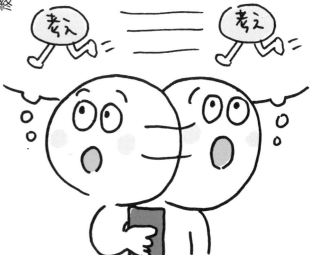

おさらい

考えを眺めるのは
どんな気分？

5分間考えを眺めたら、次の問いに答えましょう。あまり深く考えないでいいのです。自分に当てはまる答えを書きましょう。

●考えがやってきて過ぎていくのを少しの間、眺めることができましたか？
1つ選びましょう。

はい	いいえ	なんとなく

アドバイス

考えがやってきて通り過ぎていくのを眺められたら、おめでとう！　でもそうでなくても、だいじょうぶです。練習すればきっとできるようになります。優しい気持ちと好奇心で、考えがやってきたり去っていたりすることを発見しましょう。ワーク1の「休んでみよう」（10ページ）で、息が入ったり出たりするのを感じたり、ワーク7の「音を聞こう」（23ページ）で音がやってきたり去っていたりするのに気づいたのと同じようにです。

●考えを眺める練習中にどんな考えに気がつきましたか？　当てはまる割合を％で答えましょう。

今夜の予定や今度のテストのような将来のこと　　　　　　　　　　　　％
お母さんとけんかしたことや、楽しい思い出のような過去のこと　　　　％
今、この場所、この瞬間のこと　　　　　　　　　　　　　　　　　　％

【自分に対して】
親切な考え　　　　　　　　　％
不親切な考え　　　　　　　　％
どちらでもない　　　　　　　％

気づいた考えのうち、本当だと思うのは .... ％

> 100％本当だというのは
> ほとんどありえません！

● 自分の考えになにかパターンがあるのに気づきましたか？　どんなパターンでしたか？

....

....

....

● 歩道から眺めるのではなくて、考えと一緒に道を歩いたかもしれませんね。でもそのことに気がついて、呼吸に気持ちを戻してやり直せたことが何回ぐらいありましたか？　１つ選びましょう。

ほとんどなかった	ときどきあった	しょっちゅうあった

● タイマーが鳴ったとき、あなたは考えにとらわれて、道路を考えと一緒に歩いていましたか？　１つ選びましょう。

はい	いいえ	なんとなく

マインドフルネスの基本コンセプト
バスケットの試合の日に考えたこと

　考えを眺めるのって難しいですよね。「努力する意味なんてあるの？　いったいどんな効果があるの？」と思っているのは、あなただけではありません。例を1つお話ししましょう。

　ある朝のこと、私は教室で男子生徒たちに、考えを眺める練習を教えていました。男子生徒たちは、マインドフルネスにかなり疑いを持っているようでした。生徒の中には、バスケットボールチームの選手が何人かいました。全員、その日の午後のバスケの試合のことばかり考えていたのです。前回の試合には負けました。そして今日は強いチームとの対戦です。「負けたらどうしよう」「うまくプレイできなかったら」「チームメートをがっかりさせたくない」こんなことを考えていた生徒がたくさんいたのです。でも全員が「勝ちたい！」と考えていました。

　考えを眺める練習をしていたとき、ある男子が「マインドフルネスなんか信じられない」と私に言ってきました（疑問を持ってもいいのです。マインドフルネスの効果をそのままの言葉通りにとらえる必要はありません。素直な気持ちでマインドフルネスの練習をしてみて、自分に役立ったかどうか決めればよいのです）。その生徒は自分が考えていることを話してくれました。私は「あなたは勝ち負けのことや、相手チームが強いということや、自分のチームをがっかりさせることなどを考えているようだけど、今日の試合に、あなたの頭も参加するの？　今ここで考えている考えたちが、試合でプレイするの？」と尋ねました。

　すると「ああ、そうか！」と目を丸くしました。試合中に、勝ち負けのことや、相手チームが強いことや、自分のチームをがっかりさせることばかり考えていれば、自分自身がゲームで、100％プレイしていることにはなりません。

　プロのバスケットボールチームの最高峰、ロサンゼルス・レイカーズと、シカゴ・ブルズも、（考えにじゃまされずに）マインドフルネスのスキルを使って、ゲームをすることに集中しています。ボール、シュート、チームメイト、相手チームに注意を集中させるのです。

　私はこのことをクラスのみんなに話しました。パフォーマンスを上げるために、

マインドフルネスを使っているアスリートやチームはほかにもたくさんいます。アメリカの BMX チーム、オリンピックで３度も金メダルをとったビーチバレーボールの２人の選手ケリー・ウォルシュ・ジェニングスとミスティ・メイトレーナー、サンフランシスコ・ジャイアンツのワールドシリーズのピッチャーのティム・リンスカム、アメリカ・ナショナル・サッカーチームのクリント・デンプシー、2006 年オリンピックの銀メダリストで３度世界チャンピオンになったフィギュアスケートのサーシャ・コーエン、そして 2014 年のスーパーボウル（アメフト）のチャンピオンチームのシアトル・シーホークス。

　私も１人のスポーツ愛好家として、そしてマインドフルネスを練習するものとして、アスリートにマインドフルネスを伝授することは、最高の喜びの１つです。

　次のワークでは、新しいチャレンジをするときの考えに気づく練習をします。自分の考えに気づくことは、優れたアスリートたちと同じように、日常のチャレンジに立ち向かうことに役立つのです。

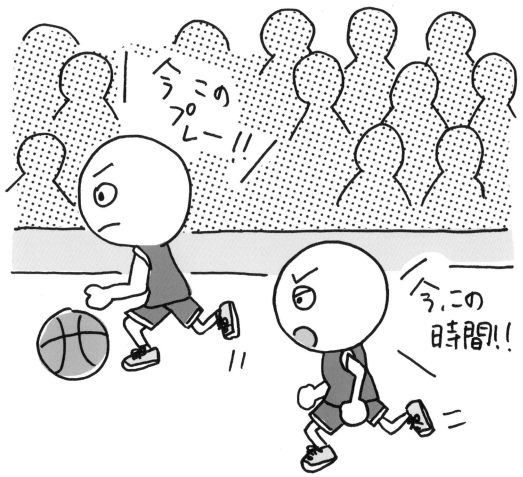

9つの点を結んでみよう

パズルを使ってみましょう。まずはじめに呼吸を整えて、心を平穏で静かにしましょう。

準備ができたら、パズルを5分間かけて解いてみましょう。解こうとしている間に、どんな考えが起きたり消えたりするか、自分にどんなことを話しかけているかに気づきましょう。

9つの点を結ぶパズル

●下の9つの点すべてを、一筆書きで、4本の直線で結んでください。同じ線を二度なぞってはいけませんが、線と線が交差してもかまいません。

●解決法（60 ページ）を見る前に、今の体験について考えてみましょう。パズルを解きながら、あなたは自分に向かってどんなことを言っていましたか？　自分に正直になって、どんなことを考えたかを書いてみましょう。

10 代の人は、「パズルなんてバカみたい」「できないよ」「きっとできるよ」「数学も
パズルも苦手だ」「わかった！」「ネットで検索してみよう」「パズルゲームって大好
き」「自分はバカだ」「もうやーめた」、こんなことを言ったり、頭の中で考えました。

●あなたの番です。なにかつけ加えることはありますか？　パズルをしていると
き、どんな気持ちだったかを思い出して、３つ書いてみましょう。自分の思考パ
ターンや考え方の習慣に気づくことには大きな効果があるのです。

1. ....

2. ....

3. ....

●ほかの問題に対処するときも、同じようなことを言っていますか？　たとえば
難しい宿題をしているとき、スポーツの新しい技や、新しい曲を覚えようとして
いるときは、どうでしょう？　１つ選んで〇をつけましょう。

はい	いいえ	ときどき

●自分に向かって言ったことは、だいたい親切なことでしたか？　それとも不親
切なことでしたか？

....

●自分を励ますようなことでしたか？　それとも、落胆させるようなことでしたか？

....

●ほとんど本当のことでしたか？　それとも本当ではありませんか？

....

●新しいことや難しいことをしようとするとき、あなたはどうしていますか？
1つ選んで〇をつけましょう。

あきらめる	努力し続ける	ズルをする
助けてもらう	そのほか：	

●もっと親切で効果的なことを言えばよかったと思いますか？

....

....

....

アドバイス

　パズルが解けたら、どんな考えや気持ちが起こったかに気づきましょう。パズルを解くヒントを4つ教えましょう。4つのコーナーから1つずつはじめるのです。どの解決法も、既成概念にとらわれない独創的な方法ですよ。さあ、5分かけてまたパズルをしてみましょう。自分に対して優しくなって、励ましましょう。もしあきらめてしまったり、励ませないようなら、今この瞬間、あきらめたという体験に、優しい気持ちと好奇心を向けてみる努力をしてみましょう。

　自分にきびしく当たってしまったときや、あきらめたときだからこそ、いつでも優しい気持ちと好奇心を持つことを選べるのです。信じられないと思ったり、できっこないと思っても、だいじょうぶです。マインドフルネスを練習していけば、もっと簡単にできるようになりますよ。

　パズルはここで終わりにしましょう！解決法（60ページ）を見る前に、このパズルは「正しく」解くための練習ではないことに気づいてください。、優しい気持ちと好奇心を自分の人生に向ける練習なのです。（このフレーズはあなたの頭と心にしっかり沁み込むまで何度も何度も出てきますよ！）パズルの答えを見るときも、自分へ優しさと好奇心を向けながら、自分の考えや気持ちに気づく努力をしてみてください。

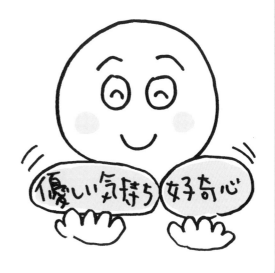

トレーニング
クリエイティブに考えよう

　9つの点を結ぶパズルを解くためには、気づきとクリエイティブな考え方が必要でした。今度は、人生に影響を与えている箱（あなたやほかの人を分類している箱）について、優しい気持ちと好奇心を向けながら考えてみましょう。

　あなたは自分をどんな箱に入れていますか？　よくある箱にはこんな考えがあります。

> 「ぼくは理系ではない」　　「ぼくは人気者だ」
> 「私には音楽の才能がある」　「私は人気者ではない」
> 「ぼくは落ち込んでいる」　　「ぼくは成績がいい」
> 「私はスポーツが苦手」　　　「私は成績が悪い」

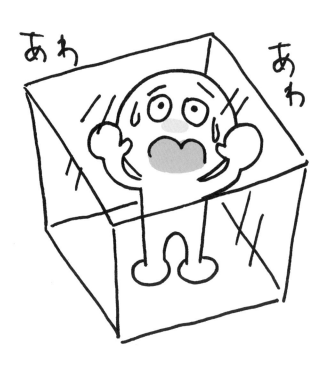

●あなたが自分についてどう考えているか、その箱を3つ書いてみましょう。

1. ....

2. ....

3. ....

●その箱は、役立つ箱ですか？　真実ですか？　十分に大きな箱でしょうか……。
ストレスの原因になっている箱はありませんか？　1つ選びましょう。

| はい | いいえ | なんとなく |

アドバイス

　自分を入れている箱には、ストレスを起こすものもたくさんあります。たとえば、「自分は醜い」といったネガティブで不親切な箱がストレスになるのは、わかりやすいですよね。でも前向きな箱でもストレスの原因になることは、あり得るのです。「私は親切だ」「ぼくは作文が得意だ」という箱の場合、もし親切にできなかったり、まあまあの作文しか書けなかったら、どうでしょう？

　箱は役に立ったり機能的だったりしますが、あなたのすべてを語るものではありません。私にはディスレクシア（読字障害）があります。ディスレクシアという箱に自分を入れれば、読んだり書いたり編集したりするときに人に助けてもらえます。でもディスレクシアは、私そのものではありません。このように、私たちは箱よりも多くのものを持っているのです。自分の箱を認識できても、それで自分を定義してしまわないことが大切です。

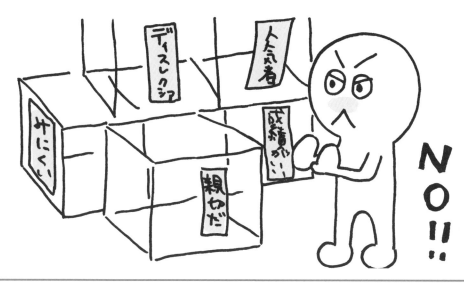

トレーニング
周囲と自分が決める既成概念

●あなたを箱に入れているのは、あなただけではありません。周囲の人があなたをどんな箱に入れているか考えてみましょう。優しい気持ちと好奇心を持つことを忘れずに、そしてユーモアも持って考えてみましょう。それぞれのカテゴリーに3つずつ箱を書きましょう。

親や親戚があなたを入れている箱

1.
2.
3.

きょうだいがあなたを入れている箱

1.
2.
3.

先生があなたを入れている箱

1.
2.
3.

友だちがあなたを入れている箱

1. _____

2. _____

3. _____

　箱のよい点、悪い点を考えてみましょう。たとえば、「おもしろい人」という箱に入れられるのはとてもうれしいことかもしれませんが、真面目に受け取ってほしいときや、落ち込んでサポートがほしいときには、つらくて疲れることかもしれません。

　大切なことは、あなたは、自分で自分を入れた箱や、人に入れられた箱以上の人だということです。

●仲のいい友だちのことを頭と心で思い浮かべましょう。その友だちをどんな箱に入れますか？　3つ書きましょう。

1. _____

2. _____

3. _____

　箱の1つは、「親切な人」かもしれませんね。でも、その箱だけでは友だちのすべてを説明することはできませんよね。それに、その人にも親切にできないときがあるかもしれません。

●ゆっくり３回深呼吸をしてから、苦手な人、うまくやっていけない人のことを、優しい気持ちと好奇心を持って頭と心の中に取り込んでみましょう。一番はじめに頭に浮かんだ人のことです。次に、その人を入れる箱を３つ書きましょう。

1. ....

2. ....

3. ....

アドバイス

　苦手な人を入れた箱が、その人のすべてではないことがわかりますよね。ちょうど、あなたやほかの人があなたを入れた箱が、あなたのすべてではないように。
　私は、自分やほかの人をなにかの箱に入れたことに気づいたら、その人がその箱にふさわしくない行為をする瞬間はないか、探してみるようにしています。たとえば、私は夫を「忍耐力のない人」という箱に入れることがありますが、夫にも辛抱強いときがあることを積極的に思い出そうとしています。

　さあ、もう一度苦手な人に、優しい気持ちと好奇心を向けてみましょう。そして、なぜその人が嫌がることをするのかを考えてみましょう。「そんなの考えたくもない」「そいつはいやなやつだ」と思うのなら、そう思ったことを、優しい気持ちと好奇心を持って気づきましょう。機嫌の悪い先生には、病気の子どもや親がいるのかもしれません。意地悪な女の子は、親が離婚しようとしているのかもしれません。もしかしたら、本当はとても不安なのかもしれません。

　「不親切な行動を許すべきだ」「意地悪で失礼な人ともがまんして付き合うべきだ」と言っているのではありません。でも、不親切な行為や非情な行為ですら、苦しみから生じているということを理解しておくとよいと思います。

　あなたは、素晴らしい人間として見られたいでしょう？　同じように、苦手な人も、素晴らしい人と見られたいと思っているのです。欠点もあるけど素晴らしい人だと思ってもらえたら、苦手な人はどんな行動をするでしょう？　世界中の人を素晴らしい人と思えたら、世界はどう変わると思いますか？　あなた以外の人も入れられた箱よりも、ずっとそれ以上の人だということを忘れないようにしましょう。

マインドフルネスの基本コンセプト
人のふり見て我がふり直せ

　人を箱の中に入れようとすることは自然なことですが、箱はその人の全体像を表すものではありません。「人への非難は、自分への非難でもある」「人を指さして非難すれば、その非難が自分へ返ってくる」という練習をしてみましょう。

　はじめに、ワーク18の「周囲と自分が決める既成概念」（50ページ）で友だちを入れた箱のリストを見てみましょう。箱の一つひとつに、自分にも同じようなところがないか考えてみましょう。友だちにはあるけれど自分にはないところ、たとえば、「音楽の才能」かもしれません。でも、友だちを「親切だ」「ユーモアがある」と思ったら、あなたにも同じところがあるはずです。

　次は、もっと難しい練習をしましょう。苦手な人のリストを見てみましょう。その人に当てはめた箱一つひとつに、あなたにも同じ資質がないか考えてみましょう。正直になれば、苦手な人の資質と同じものが自分にもあることがわかるはずです。私はときどき夫を「忍耐力がない」という箱に入れてしまいますが、立ち止まってよく考えてみると、私自身も、夫の忍耐のなさに対して、忍耐力がないことに気づきます！

　ややこしくなってきましたね。勇敢に、そして正直にやってみてください。どんな発見があるでしょう？　私の場合は、悪気はなくても、疲れていたり怒っていたり不安でいるときは、人に対して意地悪や批判的になったり、傲慢になったりすることがあります。だから、ほかの人がそんな行動をとると、その気持ちがわかるのです。

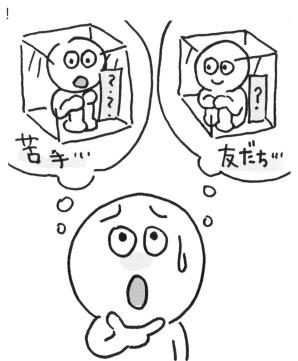

トレーニング
挑戦してみよう

9つの点を結ぶパズルから、既成概念にとらわれないという教訓を学びました。同じことが自分やほかの人を入れる箱にも言えます。また、パズルは困難にチャレンジすることにも役立ちます。

●ワーク16の「9つの点を結んでみよう」（44ページ）で、自分に対して言っていることが親切か不親切か、役に立つことか落胆させるようなことかを考えてみました。とくに問題が起きていない今のうちに、次になにか困難なことが起きたらどうすればいいかを考えて、具体的な方法を3つ書いてみましょう。3つも考えるのは大変だと思うかもしれませんね。でも、時間をかけて、根気よく、頭に浮かぶことに気づいてみましょう。

1. ....
2. ....
3. ....

3つ書けた人も、途中で行き詰まった人も、55ページの例を見てみましょう。

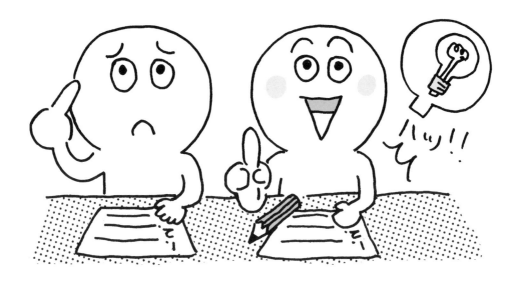

シャワーを浴びよう

自分を励まそう

おやつを食べようかな

あきらめよう

友だちか先生に助けてもらおう

運動すればいいんじゃない

説明をちゃんと
読み返してみよう

音楽をかけてみよう

もう一度トライしよう

休憩しよう

もう寝てしまって、
あとで考えよう

21 ワーク 不親切な考えを 親切な考えに変えよう

　9つの点を結ぶパズルをしているとき、自分やパズルについてどんなことを考えていましたか？　それは親切な考えでしたか？　それとも不親切な考えでしたか？　こんな問いかけをワーク16の「9つの点を結んでみよう」（44ページ）でしましたね。パズルをしていたとき、どんな考えが起きたか、ちょっと思い出してみましょう。

　そして、親切な考えと不親切な考えの割合がどうだったか、できるだけ思い出してみましょう。

　・親切で役立つ考え　　　　　　　　　　　　　%
　・不親切で落胆するような考え　　　　　　　　%

アドバイス

　ほとんどの人は、不親切で落胆するような考えの割合が大きくなっています。私は、頭の中のそんなおしゃべりに"不親切な頭"というニックネームをつけました。批判的で、威圧的で、気難しいものが多いのです。"不親切な頭"は、「できっこないよ」「自分はバカだ」「数学なんてバカみたい」「赤点まちがいなしだ」と言います。大げさで、ドラマチックで、真実を曲げています。そのため、実際よりもひどい状況に思えるのです。「こんなの不可能だ」「自分は救いようがないほど醜い」「みんな自分を憎んでいる」「自分はクラス一頭が悪い」のように。
　"不親切な頭"は、「あいつはいやなやつだ」「歴史の授業なんてバカみたいだ」と言って、ほかの人や状況を批判することもよくあります。

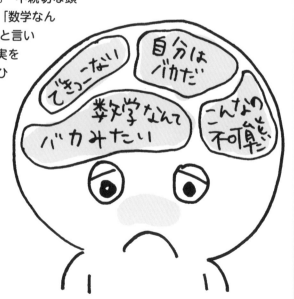

● "不親切な頭" が、あなたにしょっちゅう言うことを 3 つ書きましょう。

1. ....

2. ....

3. ....

● "不親切な頭" が、ほかの人や学校や人生にしょっちゅう言うことを 3 つ書きましょう。

1. ....

2. ....

3. ....

アドバイス

　大切なことは、"不親切な頭" の言うことを信じたり、自分のことだと思う必要はないということです。"不親切な頭" が、うそをついたり、うわさ話をしたり、大げさに言ったりしているのを見つける練習をしましょう。

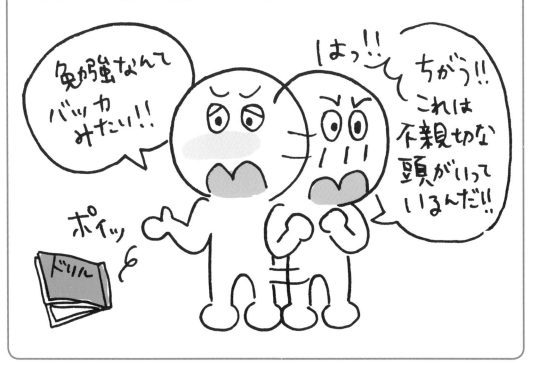

22

マインドフルネスの基本コンセプト

現実的に考えよう

　自分の考えていることや、感じていることに気づかないことがよくあります。たとえ気づいていても、気づかないふりをしていることもあります。嫌な気持ちがしたり、困惑したり、恥ずかしいと思ったりするからです。そして考えや気持ちは、やってきたり去っていったりします。私たちが持つ考えや気持ちは、ほかの人にも起きることなのです。

　ある金曜日の朝、私は高校1年生のクラスでワーク13の「考えを眺めてみよう」（38ページ）を教えていました。2人の女子生徒が爪にやすりをかけながら、おしゃべりをはじめました。私は練習の指導をしながら、2人の机のところへと近づいていきました。そして、指導を続けながら「自分の考えていることに気づきましょう。たとえば、宿題のことや、週末の予定、もしかしたら、どうして先生が私の机の横に立ってるんだよ？　と考えているかもしれませんね」と言いました。すると彼女たちはおしゃべりをやめました。

　練習が終わって、2人のうちの勇気のある生徒が不思議そうに尋ねました。「先生は私の頭の中が読めるの？」「いいえ。人の考えを読むことはできません。でも私にも頭があるし、それはあなたの頭ととても似ているの。私は時間をかけて自分の考えを見る訓練をしてきたから、あなたの頭がどんなことを言うか大体の見当がつくのよ」と答えました。私が彼女だったらどう考えるかをとても現実的に話しました。そうす

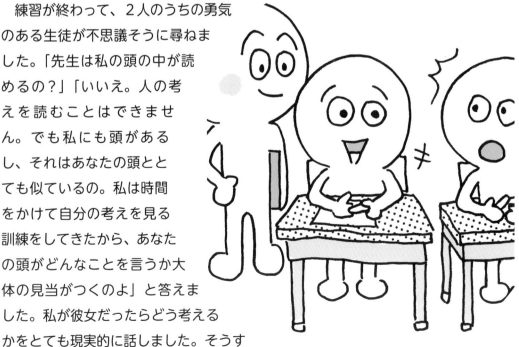

ることで、彼女が自分の考えに気づき、そしてそれはとても普通のことだと理解させようとしたのです。これによって、女子生徒はマインドフルネスに好奇心を持つようになって、喜んで練習に参加するようになりました。

このお話をしたのは、だれにでも「バカやろう」「あいつは最低だ」「思い知らせてやる」「もうなにもかも嫌になった」「あー、やめた、やめた！」という考えがあることに気づいてほしいからです。練習によって、考えを眺めて、それに従って行動するかどうかを決められるようになります。

マインドフルネスは自分への贈りもの

　何週間か続けてみて、自分の考え方にどんなパターンや習慣があるか、また、自分の考えが正しいか、親切か、役に立つものか、といったことに優しい気持ちと好奇心を持ちながら、注意を向けてみましょう。落ち着ける静かな場所に、ゆっくり座って自分の考えを観察するだけで十分なのです。考えを変えたり、訂正したり、追い払ったりする必要はありません。
　穏かで静かなところでゆっくり自分の考えを観察していけば、考えにとらわれないようになり、自分や他者や毎日のできごとを見られるようになります。何週間か試してみて、どんな発見があるか見てみましょう。

・ワーク13の「考えを眺めてみよう」(38ページ) を毎日１回練習してみましょう。
・自分の考えに、優しさと好奇心を向けましょう。特に自分や他者や状況を小さな箱に閉じ込めてしまうような考えに気づきましょう！
・"不親切な頭"が言っていることに気づきましょう。
・自分の考えや"不親切な頭"を信じるのも信じないのも、あなた次第なのです。選ぶ力があるということを忘れないで！

> マインドフルネスは、好奇心、
> 自分の内なる世界と外の世界を探求する方法です。

■9つの点のパズルの解決法

　下に示したのがこのパズルの最も一般的な解決法です。

　まず左の1番上の点から、まっすぐに下の点へと線を引き、左の1番下の点よりも低い位置まで延ばします。2番目の線は、中央の1番下の点を通って右斜め上へ延ばし、右の真ん中の点を超えて、1番上の右の点を延ばした先に合うところまで延ばします。3番目の線は、1番上の一番左の点まで横向きに延ばし、そこから4番目の線を、右の1番下の点まで斜めに引きます。ほかにも4通りの解決法があって、可能性を広げていくことができます。それぞれ、コーナーの点から線を引きはじめる解決法です。このようにこのパズルには、1つ以上の解決法があるのです。

　解決法を見つけるためには、クリエイティブに考える必要があります。

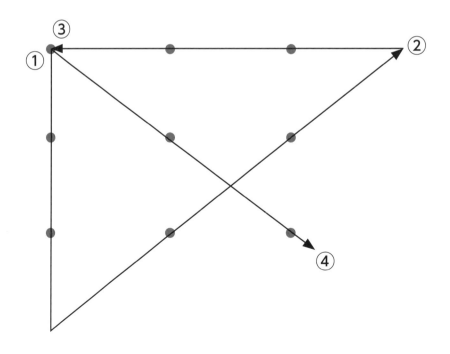

Part 4

気持ちと
不愉快なできごと

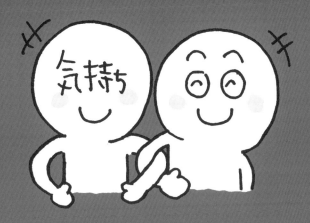

　今度は、優しさと好奇心を、自分の体の感覚と気持ちに向けることを覚えましょう。

　パート４で学ぶ「フィンガー・ヨガ」は、体の感覚に気づくのに役立ち、「自分の気持ちとなかよくなる練習」は、だれもが体験する感情に対して気持ちを優しく開いていくのに役立ちます。練習によって、体の感覚と気持ちも、考えや音や呼吸のようにやってきては去っていくものだとわかるでしょう。激しくて過酷な気持ちさえも、いつかは去っていきます。とても腹が立っているときや、落ち込んでいるときに覚えておくことが大切です。

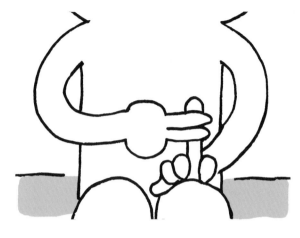

ワーク 23

トレーニング

フィンガー・ヨガ

まず、左手を左ももの上に置いて、右手の人差し指と中指で、そっと左手の薬指を持ち上げてみましょう。 どこまで薬指を曲げれば痛くなるか、指を傷めないためには、どこでやめるべきかに注意しましょう。

エクササイズの目的は、自分の体の声をしっかり聞くことです。今、限界だと思うところまで、そっとストレッチして、きつくなったら少し緩めます。

次にシンプルなストレッチをしてみましょう。 立ち上がって両腕を上げて、上体を右へ曲げてみましょう。体でCの字を作ります。体が伸びるのを感じましょう……次に反対側へ曲げましょう……自然に呼吸をしながらストレッチをしましょう。このエクササイズに、優しい気持ちと好奇心を向けてみましょう。

こんなストレッチもありますよ。立ったまま背中で両手を組み、胸を張ったまま、腕を後ろでできるだけ高く、そっと持ち上げます。**胸、肩、腕の感覚に気づきましょう。** 気持ちいいと感じるポイントより、少し高く上げてみましょう。簡単なストレッチをいくつかしたあと、体や頭や心の状態に気づきましょう。

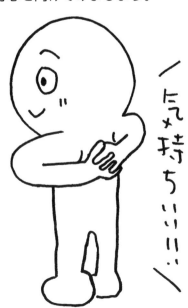

たて持ちいいいいい

練習すれば、体だけでなく日常のできごとについても、優しくストレッチできるようになるでしょう。たとえば、難しい宿題があるときや苦しいことがあるときにストレッチをすれば、いらだちや悲しみを静めることができます。**そのいらだちや悲しみをただ感じながら、3回深呼吸をしてみましょう。**

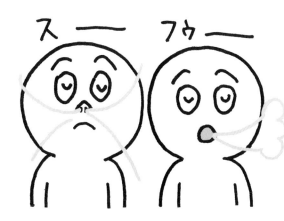

アドバイス

　体、頭、心のいずれの体験も、優しくストレッチできることを知っておくとよいでしょう。その方法については、次のワークでくわしく述べていきます。体をストレッチさせるように、頭と心をストレッチさせれば、もっと強く、柔軟で、バランスがよくなっていくでしょう。日常生活で起きるさまざまな気持ちのストレッチをするときは、体のストレッチと同じように、どこまででやめるべきか、いつストレッチを緩めたり、助けを求めたりすればよいかを知ることが大切です。

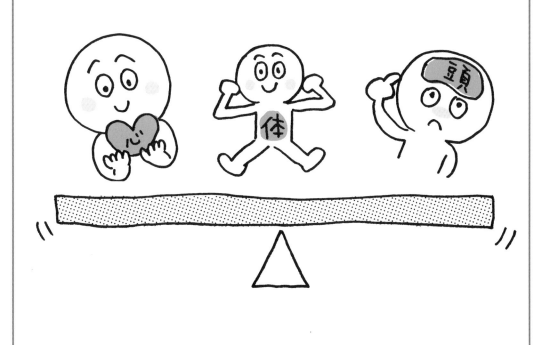

マインドフルネスの練習

自分の気持ちと
なかよくなろう

この練習は、自分の気持ちや感情に優しさと好奇心を向ける練習です。

まず、落ち着く場所に座ったり寝転んだりすることからはじめましょう
……お腹の中の息を感じましょう……穏かで静かなところでくつろぎましょう……
落ち着いたら、自分の気持ちに気づきましょう。気持ちを一つひとつ言葉にしてみ

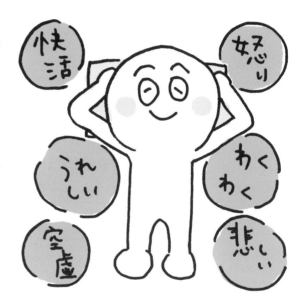

るとよいでしょう。よくある感情の呼び名には、「怒り」「うれしい」「悲しい」「わくわく」がありますね。
「怒涛」「快活」「激怒」「空虚」のような言い方もあるでしょう。感情には、小さいもの、微妙なもの、ちょっと引っ込み思案なものもあれば、大きくて激しいものもあります。気持ちは時間がたつにつれて変わっていくことも、幾重にも層が重なっていることもあるのです。

優しさと好奇心を特定の気持ちに向けてみましょう。その感情の呼び名を言ってみましょう。そして、体のどこにあるのかに気づきましょう。胸の上に座っていますか？　お腹の中でグルグル回っているのでしょうか？　足の親指に乗っかっていますか？　その気持ちは体の中でどんな感じですか？　小さい？　大きい？　……重い？　軽い？　……やわらかい？　硬い？　……暖か

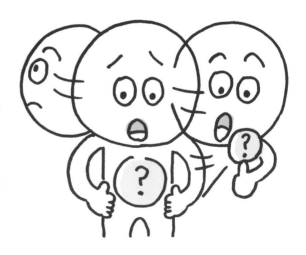

い？　冷たい？　……動き回っていますか？　じっとしていますか？……。

　問いかけているうちに、気持ちが体験から考えへと変わってしまうかもしれません。そうしたら、また呼吸をしながら、気持ちがやってきたり去っていったりするのを感じましょう。

　次に、感情に色があるか見てみましょう。あるいは、色があると想像してみましょう。暗い赤、薄い青、明るい緑……でしょうか？　色がなければ、それでもいいのです。

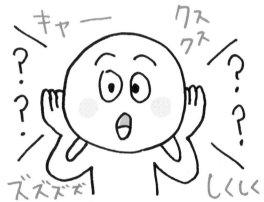

　その気持ちには音がありますか？クスクス笑い、うめき声、すすり泣き……音がなくてもだいじょうぶですよ。

　さて、気持ちはどうしてほしいと言っているのか、優しく聞いてみましょう。気持ちがほしがっているものはシンプルなものです。「気持ちを受け入れてもらいたい」「時間や場所がほしい」「気持ちを表す方法がほしい」というようなことでしょう。気持ちが要求しているものを与えてもよいと思いますか？　そう思わなくてもいいのです。気持ちがほしがっているものが、与えられないものや与えたくないものであることや、与えることが賢いことと思えない場合もあります。このことについては、後のワークでくわしく述べましょう。

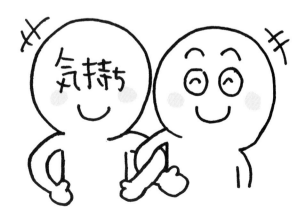

　最後に、今の気持ちに気づきましょう。そして、気持ちとなかよくなれた自分をほめましょう。さあ、またゆったりと、穏かで静かな場所で少し休んでみましょう。

おさらい

自分の気持ちとなかよくなるって、どんな気分？

ワーク 24「自分の気持ちとなかよくなろう」の練習（64 ページ）をしてみてどう思いましたか？　次の質問に答えましょう。

● どんな気持ちになりましたか？

....

....

● その気持ちを体のどこで感じましたか？

....

....

● その気持ちはどんな感じでしたか？　（やわらかい？　硬い？　暖かい？　冷たい？）

....

....

●その気持ちには色がありましたか？

....

....

●その気持ちには音がありましたか？

....

....

●その気持ちはあなたからなにをほしがっていましたか？

....

....

●気持ちのほしがっているものを、あなたは与えることができましたか？　1つ選びましょう。

はい　　　　いいえ　　　　　なんとなく（いいえと答えても、いいのです）

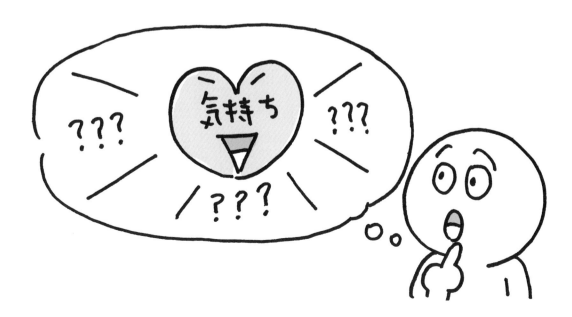

気持ちとなかよくなること

　気持ちが求めてくるものを与えたくなかったり、与えることができないことがありますが、これは友だちにも言えることですね。要求に応えることが、賢いとは言えない場合もあるでしょう。たとえば、「欲」という気持ちがなにかを盗ませようとしたり、「絶望」が自傷行為をさせようとしたり、「怒り」が人を殴らせようとしたりすることがあるかもしれません。そういうときは、気持ちと話し合えばよいのです。

　娘のニコールが小学4年生のときに、「恐怖心」について話したことがあります。学芸会前日の午後、学校のリハーサルでニコールは「失敗」してうまく演じることができませんでした。その夜、ニコールは、本番でも全校生徒の前で失敗してしまうのではないかと恐くなりました。そこで私は、「自分の気持ちとなかよくなろう」（64ページ）を教えました。ニコールは恐怖心に向かって、なにがほしいのかと尋ねたそうです。すると、恐怖心は、ニコールを支配することだと答えたそうです。

　でもニコールの話を聞いてまず思ったのは、「そんなことを恐怖心が要求するなんて……なんだかおかしいわ。感情は、時間や場所をほしがったり注目されたいと思ったりするはず……」でした。それでもニコールの言葉をそのまま受け止めて、「あなたは、どう感じたの？」と尋ねると、「恐怖心に支配されたくない」というのが答えでした。

　「それでは、恐怖心にそう伝えればいいわ」と私が言い、ニコールが恐怖心にそう告げると、恐怖心は「それでも支配したいんだ」と言ったそうです。

　少したってから、ニコールはまた自分の恐怖心に「明日一緒に来てもいいけど、私を支配してはだめよ」と言いました。恐怖心は、妥協したそうです。ニコールは、恐怖心との約束の印に、グアテマラの小さい「心配人形」をワンピースのポケットに入れて行きました。恐怖心も一緒に行きましたが、ニコールを支配したのは、「喜び」でした。

　次のワークでは、あなたによく見られる問題、とくに激しい気持ちが賢明でないことをさせようとしているときの対処について述べていきます。

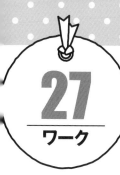

トレーニング

自分の気持ちと話してみよう

　ニコールの話は、単純でバカげているかもしれませんね。でも、激しい気持ちに賢明でないことや不健全なことをさせられそうになっているときに、気持ちとちょっと話してみて、お互いの見解を紙に書いてみるとよいのです。思ったことを話し合ってみましょう。あなたがよくないと心の中で思っていることを、友だちにするようにそそのかされたときも同じです。

　こうした気持ちと話し合うときに、自分に言ったり聞いたりすればよいことをまとめました。

気持ちに聞きましょう。

> 「そうすることで、私たちが得るものはなんだろう？」
> 「そうしたら、あとで私たちはどう思うだろう？」
> 「先生、友だち、学校、警察など、外部の人にかかわる問題を
> 　起こさないだろうか？」
> 「自分の内面にはどんなことが起きるだろう？
> 　自分をよく思えるだろうか？　やましい気持ちになるだろうか？
> 　誇りに思えるだろうか？　それとも恥だと思うだろうか？」

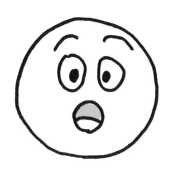

気持ちに言いましょう。

「そんなことはしないよ」
「そんなことをしたら、結局は自分のことを悪く思うとわかっているんだ。だって……」
「そんなことをしたら、結局は問題を起こすとわかっているんだ。だって……」
「自分のしたいことは……だよ」

いろいろな気持ちに対して、あなたはなにをしたいと言えばよいでしょう？　いくつか例をあげましょう。

欲の気持ちに対して、私は……

「お手伝いやアルバイトをして、それを買うお金を貯めるよ」
「よく似たものでもっと安いものを買えばいいよ」
「今持っているもので満足するよ」

悲しみの気持ちに対して、私は……

「きみを文章や絵にするよ」
「友だちやカウンセラーに話してみるよ」
「ゆっくり10回深呼吸する間だけ、きみと一緒にいよう」

怒りの気持ちに対して、私は……

「ジョギングをするよ」
「きみを暴力ではなく言葉で表せるようになるまで、気持ちが落ち着くのを待とう」
「野球のバットで、空き缶を叩き潰そう」
「ゆっくり10回深呼吸する間だけ、きみと一緒にいよう」

アドバイス

　自分の気持ちと話し合えば、頭がすっきりして気持ちが落ち着くでしょう。でも、話し合っているうちに、気持ちが激しくなったり、要求や強迫観念が強くなったりしたら、話し合いをやめて、その気持ちとただそこにとどまっていましょう。必要なら、信頼できる大人に相談してください。

●あなたが気持ちと交わした会話をここに書きましょう。

あなた： 　きみは私にどうしてほしいの？

気持ち：

あなた：

気持ち：

あなた：

気持ち：

あなた：

気持ち：

あなた：

気持ち：

あなた：

気持ち：

あなた：

気持ち：

あなた：

気持ち：

あなた：

気持ち：

トレーニング
気持ちをあらわそう

　私がワーク24の「自分の気持ちとなかよくなろう」（64ページ）の練習を教えた10代の人たちは、自分の気持ちを歌やラップにしたり、絵にしたり、抽象的で複雑な落書きアートにしたり、俳句や漫画にしてくれました。あなたも想像力を使って自分の気持ちを表現してみましょう。

　俳句といっても、五・七・五の様式に従わなくてもいいのです。一呼吸で言えるような短い文や詩を、ここでは"気持ちの俳句"と呼びましょう。

　絵や文章が苦手な人でも、気持ちを表すシンプルな方法がきっと見つかりますよ。自分はだいじょうぶだというふりをしたり、気持ちを閉じ込めたり、鈍感なふりをしたり、暴れたり、過食したり、テレビやゲームやSNSに夢中になったり……というような不健全な方法で気持ちに対処するより、ずっとよい方法があるのです。不健全な方法は、あとでいやな気持ちになるものが多いのです。

　さあ、次のページに、気持ちを文や絵で表してみましょう。

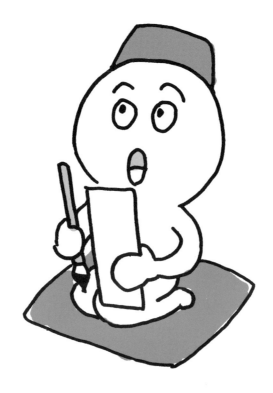

　徹底的に表現したい人や、作曲で表現したい人は、1枚の紙だけでは足りないかもしれません。あなたにとってよいものなら、なんでもいいのです！　自分の気持ちを認めて表現することがポイントです。たとえば、自分の気持ちに合う音楽をかけてみましょう。金属製のごみ箱に石を投げてみましょう。外の広いところで叫んでみましょう。シャワーの中で声を出して泣くのもいいでしょう。部屋で踊りまくってもいいのです。

トレーニング

気持ちに支配されずに 気持ちを持とう

　気持ちに支配されずに気持ちを持てるようになれれば、大きな力になります。でも、どうすればいいのでしょう？　「気持ちを持つ」ことは、今自分が感じている気持ちに気づくことです。「気持ちに支配されない」のは、気持ちに行動を左右されたり、あとで後悔するようなことをさせられたり言わされたりしないことです。

●最近、自分の気持ちに支配されたことはありませんか？　そのときの状況、起きたこと、どんな気持ちになったか、そのせいでどんなことをしたかを書きましょう。

....

....

....

●今振り返ってみて、どうすればよかったと思いますか？

....

....

....

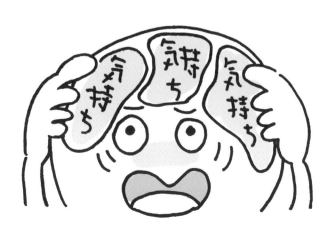

マインドフルネスの基本コンセプト

気持ちとの向き合い方

　人はいくつもの方法や特別な方法で、自分の気持ちと向き合っています。それを理解しておくことも役に立ちます。マインドフルネスがなければ、気持ちを無視する（閉じ込める）ことと、気持ちに圧倒される（支配される）こととの間の、狭い範囲にしか身を置く場所がないでしょう。あなたは激しい気持ちにどう対処することが多いですか？　考えてみましょう。

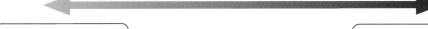

気持ちを無視する | 気持ちに圧倒される

　気持ちを無視したり閉じ込めたりしたりしている人は、ワーク 24 の「自分の気持ちとなかよくなろう」（64 ページ）の練習をすれば、自分の気持ちに優しさと好奇心を向けることができるようになるでしょう。感情でいっぱいになって圧倒されることの多い人は、気持ちとなかよくなる練習をする前に、「あなたの中の静かな場所」でゆったりと落ち着いてみましょう。練習すれば、気持ちに支配されずに気持ちを持つことができるようになります。自分の望む心地よい人生を歩めるようになるのです。

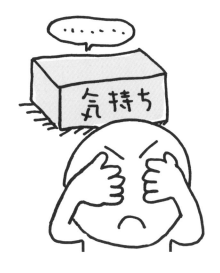

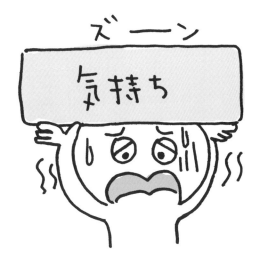

「退屈」の下に隠れている気持ち

　10代の人は、よく「退屈だ～」と言いますよね。でも「退屈だ～」というのは、気持ちではなくて考えなのです。いつも「退屈だ～」と考える人は、退屈さの下になにがあるか注意してみましょう。悲しみ、怒り、恐れなどがそこに見つかることがよくあります。

　たとえば、マインドフルネスのクラスを受けていたある男子生徒が、何度も「退屈だ～」と言うので、クラスの後でその生徒と話してみることにしました。すると、最近お父さんが浮気をして、新しい女性と暮らすために急に家を出て行ってしまったと言うのです。そのことを、授業のアンケートにも書けず、授業中に話すこともできませんでした。それなのに、私を信用して勇気を出して、つらいことを打ち明けてくれたその子に感謝しています。私はその生徒の退屈さの根底に、なにか自分では認めたくない気持ちがかくれているのではないかと思いました。そして、退屈の下に怒り、悲しみ、混乱という感情が潜んでいたのを発見しました。

　練習を重ねていくにつれて、その生徒は、お父さんの裏切りと家出に対する複雑で何層にも重なった気持ちを認識し表現することができるようになりました。

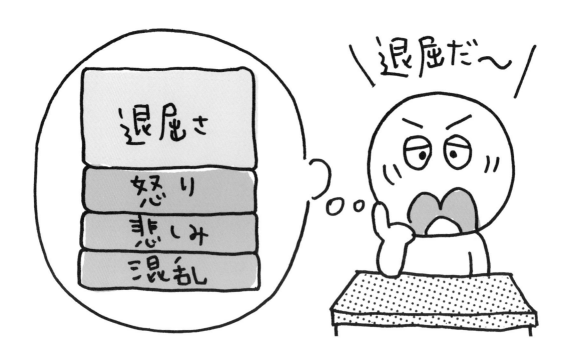

トレーニング

不愉快なできごと

　不愉快なできごとに優しい気持ちと好奇心を向ける練習をしてみましょう。まず、数日間の不愉快なできごとを思い出してみましょう。思い出したら、78 ページのふき出しの中に書き入れましょう。

　短い言葉やスケッチでいいのです。"考えたこと"のふき出しには、不愉快なできごとの最中に起きた考えを、"感じたこと"のふき出しには、そのとき起きた気持ちを書きましょう。"体で感じたこと"のふき出しには、そのときに体に起きたことや、体がどう感じていたかを書きましょう。

　五感（見る・聞く・味わう・触る・匂いをかぐ）を思い出しながら書くといいでしょう。自分の顔の表情や体の感覚も思い出しましょう。

　不愉快なできごとをふき出しの中に書き込んだら、楽しいできごとの練習（31ページ）と同じように、79 ページの表に、1、2週間に起きた不愉快なできごとを毎日1日の終わりに、どんなことが起きたかと、それが自分にどんな影響を与えたかを書き込みます。できごとや体験に類似点やパターンがあるか、興味を持って見てみましょう。

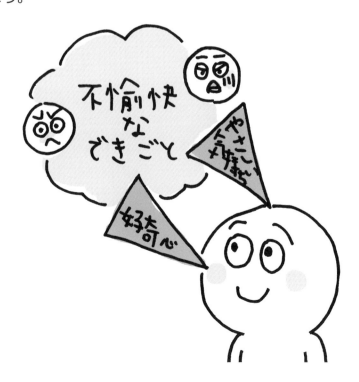

●不愉快なできごと

....

....

....

考えたこと

感じたこと

体で感じたこと

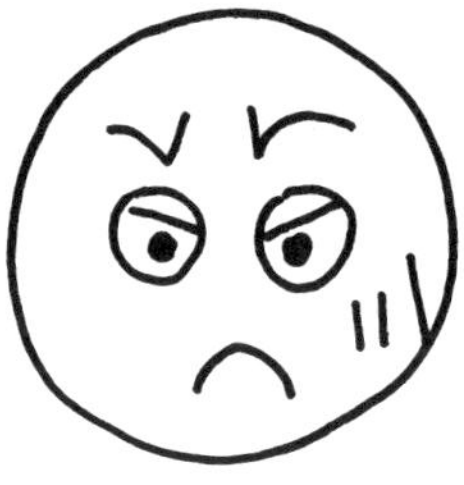

不愉快なできごと	どんなことを考えた？	どんな気持ちになった？	体がなにを感じた？	今そのことについて書いていると、どんな考え、気持ちや、体の感覚に気づいた？
月曜日				
火曜日				
水曜日				
木曜日				
金曜日				
土曜日				
日曜日				

マインドフルネスの基本コンセプト

苦痛＝つらさ×抵抗

　不愉快なできごとによる苦しみの多くは、そのことをどう考えたり、どう感じているかによって起こるものだと気づいているかもしれませんね。考えや気持ちは、過去や、とくに未来のことであることが多いのです。

　たとえば、「お父さんは、今日友だちと遊ぶのを許してくれないだろう」という考えが、「お父さんは絶対に友だちと遊ぶのを許してくれない」になってしまうのです。「今退屈だ」→「一生退屈にちがいない」になり、「この物理の問題が解けない」→「自分は頭が悪いから絶対に問題が解けないだろう」になってしまいます。

　こうしたネガティブな考えや気持ちの本質は、「抵抗」です。抵抗とは、なにかに変わってほしいと思うことです。

　私の友人で同僚でもあるジーナ・ビーゲルは、10代にマインドフルネスを教えることの有効性を記録する科学的リサーチを行ないました。その中で、シンゼン・ヤング＊の苦しみの方程式を紹介しています。

＊シンゼン・ヤング：アメリカのマインドフルネス瞑想の指導者。

苦痛＝つらさ×抵抗

　「苦痛→怒り」に、「つらさ→不愉快さ」に、「抵抗→なにかを変えたいと思うこと」に、置き換えてもいいでしょう。言い換えれば、不愉快なことが起きたとき、どれほど腹が立つかは、不愉快さと、状況を変えたいという気持ちをかけ合わせたものになります。

　つらさ（不愉快さ）のレベルは、一定で変えられないことが多いです。方程式の中で調整できる唯一の部分は「抵抗」、すなわち「どれほど事態を変えたいと思うか」なのです。

　具体的に説明しましょう。サッカーチームに入れなかったことや、演劇の役をもらえなかったことが、つらさの 1 から 10 のスケールの 7 だったとしましょう（1 がつらさが最も少なく、10 が最も多いとします）。この結果に対する抵抗、たとえば、「選び方が不公平だった」と考えた場合の抵抗のスケールも 7 だとすれば、苦痛は 7 × 7 ＝ 49 です。これが、どれほど腹を立てているかの数値なのです。

　今度は、抵抗の数値が低い考え方をした場合を見てみましょう。「すごくがっかりしたけど、今度はもっとがんばってまたトライしてみよう」と考えたとしたら、抵抗の数値は 3 です。チームや役に選ばれなかったことを変えることはできませんが、あなたの苦痛の度合いを 49 から 21（7 × 3）まで下げることができます。さらには、この考え方はどんなステップや行動を取ったらよいのか、賢い方法を教えてくれるのです。

　高校のマインドフルネスの授業で、先生がクラスの生徒たちと交わした会話を読んでみてください。この会話は、ワーク 32「不愉快なできごと」（77 ページ）と、「苦痛＝つらさ×抵抗」の概念を組み合わせたものです。ほとんどの人が不愉快なこと、そうです！　宿題についての会話です。

> **先生：**　Ａ子さん、あなたの不愉快な体験はなに？
> **Ａ子：**　数学の宿題をすることです。
> **先生：**　その不愉快なレベルはなに？
> **Ａ子：**　11 です。
> **クラス：**　そうだ！　そうだ！　最低でも 11 だよ！
> **先生：**　そう、11 かもしれないわね。みんなを信じましょう。でも、本当に 11 かどうかを考えてみましょう。私にとっての 11 は、子どもがひどい事故にあったり、家が火事になったり、大切な人が亡くなったりすることだと思います。
> **Ａ子：**　それなら 11 じゃなくて、7 かも。
> **先生：**　そう？　7 ね？　それでは宿題についてのあなたの考えと、宿題ができると思うかどうかについても教えてくれる？
> **Ａ子：**　私は、「宿題なんかバカみたい！　やりたくないよ！　どうせできっこないし」って考えていました。
> **クラス：**　そうだ！　そうだ！　ムリムリ！
> **Ａ子：**　できっこない、だって頭悪いから。ムリ！

先生：そのときの気持ちはどうだった？

A子：腹が立って、ばかばかしくて、絶望的。

先生：そのとき、あなたの体にはなにが起きていた？

A子：頭痛がして、ストレスを感じてた。

先生：体がストレスをどんなふうに感じてたのかな？

A子：なんか締め付けられるような感じ。

先生：考え、気持ち、頭痛、締め付けられる感じを一緒にすると、1から10の
　　　スケールで言うと、どのくらいの「抵抗」を感じた？

A子：8かな。

先生：ということは、あなたの苦痛のスコアはいくつかしら？

A子：7×8だから……56？

先生：そうね。宿題は変えられないよね。魔法みたいに消えてくれるわけでも、
　　　勝手に増えるわけでもないし。それでは、どうしたら苦痛を減らすこと
　　　ができると思う？

A子：抵抗を下げる？

先生：どうすればいい？

A子：「ばかばかしい」と言わないで、授業のノートを見てみるとか？

先生：そうね。その調子。今そう言ったとき、体がどんな感じになった？

A子：ちょっと緊張してるけど、ましになったし、リラックスできたかな。

先生：そうね、宿題を不愉快なことだと思っていた人は、こんなふうに抵抗を
　　　下げる実験をしてみたらどう？　今週やってみて、どうなったかを来週
　　　話してくれる？

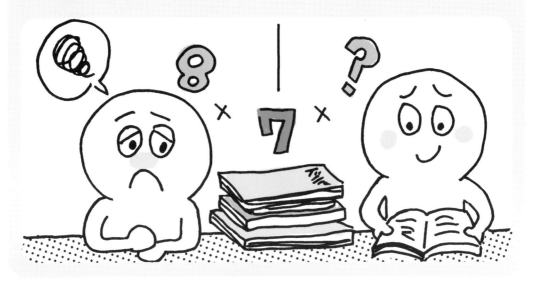

アドバイス

　腹の立つことに対処するとき、「苦痛＝つらさ×抵抗」の方程式を使うと役に立ちます。

　もしかするとあなたは、親の離婚、家庭の経済困難、友だちや大切な人の死といった、大変つらい状況にあるかもしれません。そういう体験を受け入れる場合は、苦痛のスケールが高くなってもいいのです。もし私の兄弟が逮捕されたら、私の苦痛は 1 から 10 のスケールの 11 になるでしょう。もしあなたがとても苦しい状況にあるのなら、静かな場所で少し時間をかけて、その苦痛をそっと認めてみましょう……ゆっくりと……優しく……。

　苦痛が 10 以上なら、友だちやスクールカウンセラーやセラピストや医師に相談することをおすすめします。

　2 つの重要なことを明確にしておきましょう。
・なにかを変えたいと思うことは、とても自然なことです。悪いことでもまちがったことでもありません。
・あるがままにものごとを認めることは、必ずしも、あきらめて状況を変えようとしないということではありません。

　実際とちがうようにしたいと思うことは、つらさや怒りを大きくします。そして、ものごとをありのままに認めることは、次によい（賢い）選択をするために役立ちます。数学のノートを見直す、サッカーのコーチや演劇部の先生に意見を聞きに行く、自分や家族のために助けを求めるというように。

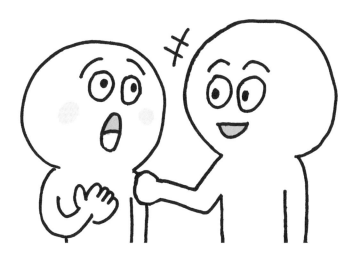

トレーニング

苦痛を計算してみよう

　ワーク3の「自分のストレスを知ろう」（14ページ）のストレスの原因から1つ選ぶか、新たなものを考えて、苦痛のスコアを計算してみましょう。ここでも同じ方程式を使います。

$$苦痛 = つらさ \times 抵抗$$

$$\Box = \Box \times \Box$$

　つらさ（不愉快さ）と抵抗（なにかを変えたいと思うこと）の両方に1から10の点数をつけましょう。つらさの場合、「それほどつらくない」「あまり腹が立たない」のなら1、「とても腹が立つ」なら10です。抵抗は、「変わったほうがいいな」なら1、「今のままではがまんできない」というのなら10です。

● 「抵抗」に声を与えて、どのくらい変えたいかを話させてみましょう。「抵抗」はあなたの頭の中でどんなことを言っていますか？　「こんなのできるはずない」「これって最悪」「不公平だ」「私はこうすべき……」「彼らはこうすべき」というような声がよく聞こえてきませんか？　「抵抗」が言っていることを書きましょう。

....

....

....

....

....

....

....

●抵抗を下げるために、あなたができることを3つ書きましょう。こういうのはどうでしょう？　「やってみよう」「こういうものなんだ」「人生には不公平なことがあるもんさ」「〜をしてみよう、やりたくなくてもやってみよう」「きっとそうじゃないよ……」さあ、あなたの考えを書きましょう。

1.

2.

3.

アドバイス

　あなたの抵抗のレベルは変わりましたか？　低くなったら、もう一度方程式を使って苦痛のスコアを計算してみましょう。

苦痛 ＝つらさ× 抵抗

☐ ＝ ☐ × ☐

マインドフルネスは自分への贈りもの

　以下の練習は、自分の気持ちとなかよくなるための練習です。少しずつ気持ちに支配されずに、気持ちが持てるようになりますよ。優しさと好奇心を持って自分の気持ちを認めることが、不愉快なことや困難やつらい状況を生き抜く第一歩になるのです。「苦痛＝つらさ×抵抗」の方程式を使って、自分の考え方や感じ方の習慣が苦痛を大きくしていないか考えてみるのも、またよい方法です。

- 毎日、自分の気持ちとなかよくなる練習をしましょう。（ワーク24／64ページ）
- 不愉快なできごとといっしょに起こる考え、気持ち、体の感覚に、優しさと好奇心を向けてみましょう。（79ページの表を使いましょう）
- 抵抗が苦痛を大きくすることに気づきましょう。（ワーク33／80ページ）
- 抵抗を減らす方法を試して、つらい状況でも前進しましょう。
- 人生で起こるつらいできごとを支配することはできませんが、それにどう反応するかは変えることができます。このことを忘れないで！

> マインドフルネスは、正直。
> 自分の体験に正直であれ。

Part 5

気持ちに
対応することと
反応すること

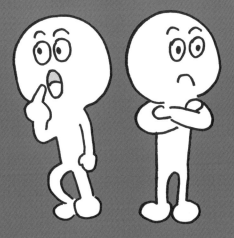

　パート5では、パート4での練習に基いて、さらに感情の理論について学びます。気持ちに反応する（習慣や衝動に任せる行為）のではなくて、気持ちに対応する（自分で行動を選ぶ）練習をしていきましょう。

トレーニング
感情の理論を理解しよう

　エクマン博士*は、発展している国から、インターネットやテレビさえない国まで世界中で感情表現についての研究をしました。わかったことは、（人間を含む）すべてのほ乳類は社会的な生きもので、感情が生活に欠かせないものだということです。私たちの種としての存続は、社会的な関係や感情のコミュニケーションに左右されるのです。

*ポール・エクマン博士：アメリカの心理学者。

●エクマン博士は、すべての人類には共通した７つの感情があることを発見しました。主な感情はどのようなものだと思いますか？

1. _____

2. _____

3. _____

4. _____

5. _____

6. _____

7. _____

　エクマン博士が確認した主な感情は、①幸福感、②恐れ、③怒り、④悲しみ、⑤驚き、⑥軽蔑、⑦嫌悪の７つです。これらの感情は、人の進化と種の存続に役立ってきました。脅威を察知したり、チャレンジに立ち向かったり、大切な人とつながったりするために必要な感情だったのです。

さて、今度は7つの感情が、私たちのサバイバルにどう貢献しているかを考えてみましょう。

● 脅威を察知するのに役立つのはどれですか？

....

● チャレンジに立ち向かうのに役に立つのはどれですか？

....

● 大切な人との絆を保つのに役立つのはどれですか？

....

人の主な感情の基本的な機能は、つぎのようなものです。

・「恐れ」によって、危険を避けて生き延びることができる。
・「怒り」によって、障害を乗り越えて生き延びることができる。
・「幸福感」によって、愛する人たちとつながることができる。
・「悲しみ」によって、自分がつらい気持ちでいることを大切な人に知らせることができ、なぐさめてもらえる。
・「驚き」によって、新しいことやちがう体験を大切な人に知らせることができる。
・「軽蔑」と「嫌悪」によって、有害かもしれない体験から遠ざかることができる。

また、エクマン博士の研究は、人の主な感情の一つひとつに、特有な表情と体の様子があることを明らかにしました。次の表情をしてみると、どう感じるでしょうか？　試してみましょう。

1. **目を大きく見開いて、眉を上げましょう。あごを下げて、口を大きく丸く開きましょう。**この表情をすると、なにを感じますか？　体の様子で気づくことはありませんか？　どんな気持ちを表す表情だと思いますか？

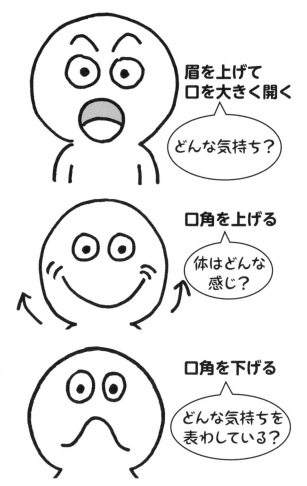

眉を上げて
口を大きく開く

どんな気持ち？

2. **ほおや顔の筋肉を使って、口角を目尻の方へ向けて持ち上げましょう。**この表情でなにを感じますか？体の様子はどうでしょう？　どんな気持ちを表す表情ですか？

口角を上げる

体はどんな
感じ？

3. **顔の筋肉を使って、今度は口角を肩の方へ下げましょう。**なにを感じますか？　体の様子で気づくことはありませんか？　どんな気持ちを表す表情だと思いますか？

口角を下げる

どんな気持ちを
表わしている？

　体が感情をどう感じているかがわかりますね。たとえば、驚いた表情をしたら、少しびっくりした気持ちになったでしょう。微笑むと少し幸福な気持ちになり、しかめっつらをすると少し悲しくなったかもしれません。ワーク24の「自分の気持ちとなかよくなろう」（64ページ）や、ワーク38の「感情を体験する実験をしてみよう」（96ページ）と同じように、体の体験と感情はとても強く結びついていることを実感させてくれるものです。

　さらに興味深いことは、気持ちは、抑えたり誇張しないでいれば、自然のリズムに従って変化していきます。日常生活の中で、ある気持ちが起きて、ピークに達し、消えていったことはありませんか？　その体験を思い出して、感情が時間に従ってどう変わっていくかをグラフにしたり、言葉で説明してみましょう。たいていの場合、感情のグラフはきれいな波やベル状の曲線（91ページ参照）になります。

マインドフルネスの基本コンセプト
感情の不応期

エクマン博士は、感情のピークを「感情の不応期（感じている感情を支持する情報しか受け入れないこと）」と呼んでいます。

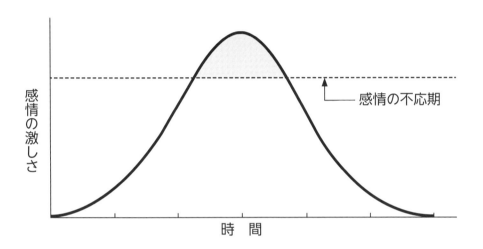

感情が不応期にあるときは、感情に支配されて考えることができなくなると言います。不応期の間は、脳の古い部分（古皮質）に支配されているのです。そうなると、「戦うか」「逃げるか」「固まるか」のモードに入ります。トカゲのように、戦うか、逃げるか、その場で固まるかのいずれかしかできなくなるため、「トカゲ脳」あるいは「爬虫類の脳」とも呼ばれています。

あわてずに、選択肢を考えたり、クリエイティブな思考をしたり、解決しようとしたりする脳の働きが機能しなくなるのです。

●あなたの気持ちが不応期になったことはありませんか？　思い出して書いてみましょう。

....

....

不応期が過ぎると、再び人の脳（と心）を取り戻すことができます。物事を大きい視点で見たり、自分の気持ちや欲求を認めたり、客観的に物事を眺めたり、他者の気持ちや欲求を考慮したり、いろいろな困難に対するクリエイティブな解決法を探ることができるようになるのです。

　マインドフルネスによって、自分の感情のはじまり、不応期、終わりに気づくことができます。感情の進行の仕方も、マインドフルネスを使って気づいてきた呼吸や音や考えと似ていると思いませんか？

　感情の法則を学んだＡくんは、自分の怒りの進行を"爆弾の導火線のようだ"と言います。Ａくんは、練習によって導火線にマインドフルネスという「水」をかけることができるようになったと言います。

　Ｂさんは、怒りを感じはじめると、"遊園地の絶叫マシーンの列に並んでいるようなエネルギーの高まりを感じる"と言います。そして、その気持ちに気づけば、列から外れて、絶叫マシーン（お母さんとのケンカ）に乗らないようにすることができると話してくれました。

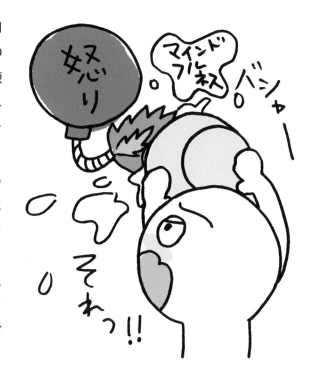

　感情の不応期の間、自分が感情にとらえられていることに気づけば、簡単な選択をすることができます。"導火線に水をかけたり""遊園地の列を離れたり"「なにもせずにじっとしている」ことができるのです。これは、私の子どもが学校の友だちにキレそうになったときによく使う方法です。ワーク41「落とし穴」（106ページ）で、くわしく紹介します。

トレーニング
感情の波を眺めよう

感情を波にたとえてみましょう。

　私たちは、津波のような大きな感情に驚かされることがよくあります。マインドフルネスは初期の警告のような働きをします。注意していれば、初期のさざ波が見えるのです。感情の波はどんどん大きく強くなっていきます。波が高まってくるのが見えたら、感情の波につぶされないように、そこから退いて高台に上がるという選択をすることができます。下の２つの絵は10代の人が描いた怒りの波の絵です。

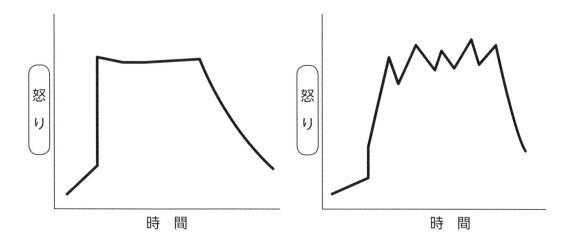

　日によって感情の波はちがっているものですが、感情にはある程度パターンがあります。次の基本的な感情について、あなたの普段のパターンを描いてみてください。

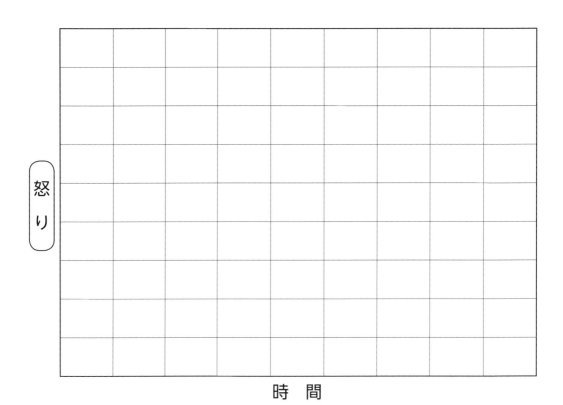

怒り

時　間

幸福感

時　間

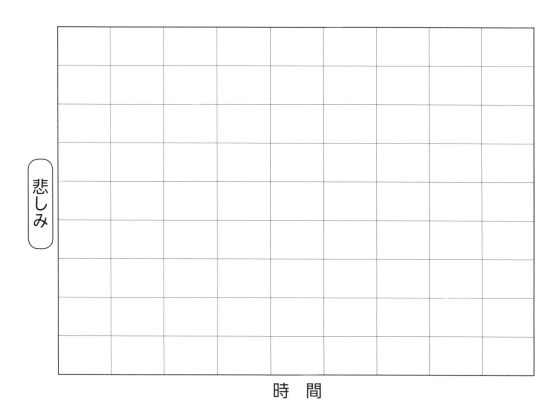

悲しみ

時　間

恐れ

時　間

トレーニング
感情を体験する実験を
してみよう

　感情の波のパターンを知っておけば、とても役に立ちます。自分の気持ちに気づくことができ、行動を起こす前に高台に移動したり、波を乗り越えたりできるのです。感情の波に気づくには、感情が自分の体にどんなふうに現れるかを知ることが肝心です。そのために、基本的な感情を即興で演じてみましょう。気が進まなくても、試してみてください。1人になれる場所、トイレ、寝室、庭の片隅で練習をしてみましょう。よく問題を起こす感情、怒りからはじめてみます。

1.　静かな場所で気持ちを落ち着けましょう。一歩前に足を踏み出しながら、小さな怒りの気持ちを、体と表情で表してみましょう。25％ぐらいの怒りを表してみましょう。体や頭や心がどんな感じになりますか……。

2.　一歩下がって、再び気持ちを落ち着かせましょう。次に、また一歩踏み出しながら、50％ぐらいの怒りを体と表情で表してみましょう。体や頭や心がどんな感じになりますか……。

3.　また一歩下がって、気持ちを落ち着かせましょう。そしてまた一歩踏み出して、大きな怒り（75％ぐらい）を体と表情で表してみましょう。体や頭や心がどんな感じになりますか……怒っている声や音を加えてもいいでしょう。

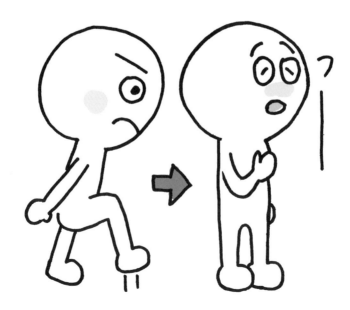

●怒りを表すとき、体にはどんなこと起きていましたか？　足、腕、手、胸、顔などがどんな感じになったかをくわしく説明してみましょう。

....

....

....

....

....

●怒っているふりや、怒りを体で表したとき、どんな考えに気づきましたか？

....

....

....

●これはあなたにとってよく体験する感情ですか？　1つ選びましょう。

はい	いいえ	起きることがある

●どのくらいの頻度で、こんな気持ちになりますか？　1つ選びましょう。

しょっちゅう	ときどき	めったにならない

●怒ると気まずくなったり、居心地が悪くなったりしますか？　1つ選びましょう。

はい	いいえ	ときどき

　一歩後ろに下がって、気持ちを落ち着かせたとき、怒りの感情はどうなりましたか？　激しさを増しましたか？　激しさが減りましたか？　なにか変化がありましたか？　同じでしたか？

　さあ、もう一度怒ったふりをしてみましょう。でも今度は５％だけ、ほんの小さな怒りです……ほんの少しだけ怒ったとき、体がどんな感じになるかがわかると、どう役に立つでしょう？　感情の波や不応期となにか関係があるでしょうか？

　そうです！　怒りはじめていることに気づくのは、初期の警告システムなのです。怒りの波のはじまりに起きる体の感覚や考えに気づくことができれば、怒りが大きくなって不応期に入ってしまったときよりも、よい選択ができることが多いのです。

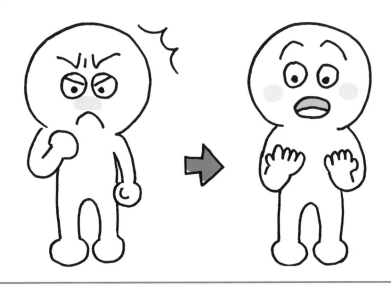

●怒りを感じはじめていることに気づいて、賢い選択をすることは、あなたにとってどう役立つでしょう？　どんな状況でもかまいません。怒りはじめたと気づいたときにできる、役立つ選択を３つあげてみましょう。

1. ....

2. ....

3. ....

　悲しみ、恐れ、嫉妬、興奮などほかの感情についても、練習をしてみてもいいですね。練習の終わりには、たっぷりの喜びを体で表すことを強くおすすめします。

マインドフルネスの基本コンセプト
波の理論と感情の物理

　感情のパターンとそれに対する反応は、生活の中では複雑なことが多いのです。それは、あなたの波長がほかの人の波長とは同じではないからです。私たちの波は通常、ほかの人の波と組み合わさっています。

　たとえば家族や友だち、仲間や教室やチームといった日常では、多くの異なった感情の波が同時に起きているのです。

　２つの大きな波が同時にピークに達すると、大きな強い波になります。しかし、大きな波と小さな波が組み合わさったり、大きな波が平坦な水面と出会ったりすると、大きな波は中和されて、より静かな水面を作り出します。

　波動に関する物理学では、２つの波が組み合わさって大きな波を作ることを、「**建設的干渉**」と呼びます。大きな波が波と波の間のくぼみと合わさって互いを打ち消しあうことを、「**相殺的干渉**（そうさい）」と呼びます。しかし、それほど単純ではないことも多く、その場合は「**混合的干渉**」と言います。

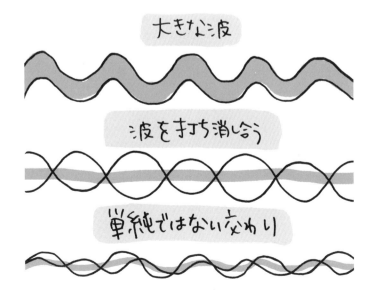

波の組み合わせを図にしたものです。それぞれの波が１人の感情を表しています。１人が１つ以上の感情を持っていたり、複数の人がかかわると、さらに複雑になります。大きなけんかをしたり、人と意見が食い違ったりしたときに、このことを思い出してみてください。友だちや家族間で問題が起きたときに役立ちます。感情の津波が襲ってきたと気づいたら、高台に移動して激しい波が過ぎ去るのを待つことができます。

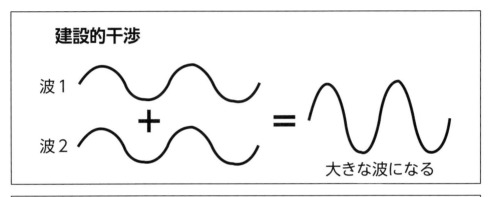

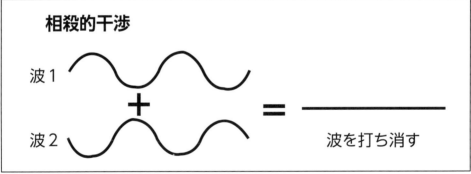

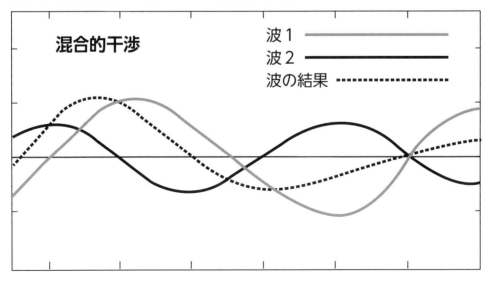

マインドフルネスの練習

ストレッチとバランス運動

簡単なストレッチとバランスの運動をしましょう。

この運動で学ぶこと：

・体を動かすことに、優しさと好奇心を向けること。
・新しいことや変わったことに興味を持つこと。
・「バランス」をとることは、グラグラしたり、調整したりすることのくり返しだと理解すること。
・生活のほかの面でも、グラついたり調整したりしながら、自分のバランスを見つければいいと理解すること。
・体の声を聞いて尊重すること。
・自分に対して優しく親切になること。
・チャレンジを楽しむこと。
・自分に対して言っていることに気づくこと。
・できるところまで努力すること。
・体の動きの中に、穏やかで静かな場所を見つけること。

　体の賢い声に耳を傾けて、変化する限界を尊重しましょう。体だけでなく、精神や気持ちも、柔軟で安定しているときも、そうではないときもあるのです。自分の体験していることに優しい気持ちを向けましょう。体、頭、心、場所、そして、今このときに。

足を腰の幅に開いて立ちましょう。足の裏が床に触れているのを感じて、膝を緩め、背筋を伸ばしましょう。

呼吸しましょう。左耳をゆっくり左肩の方へ傾け、首の左と右、そして背中上部の感覚を感じましょう。

次に、あごをゆっくり胸の方へ曲げましょう。呼吸しながら、効果を感じましょう。

用意ができたら今度は、右耳を右肩の方へ傾けましょう。

よいと思ったら、頭を中央の位置に戻しましょう。

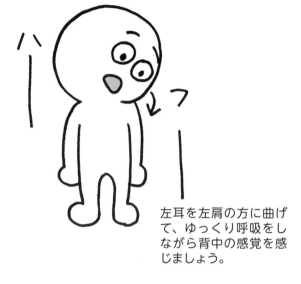

左耳を左肩の方に曲げて、ゆっくり呼吸をしながら背中の感覚を感じましょう。

呼吸し、ゆっくり肩を回しましょう。上げて、後ろへ引いて、下げて、前へ戻します。この動きと呼吸のリズムを感じましょう……そして感覚が変わっていくのを感じましょう。

呼吸をしながらゆっくり肩を回しましょう。

静かに止まりしましょう。
両腕をゆっくり頭の上に上げましょう。息を吐き、両手で左の方へ伸ばしましょう。体がなめらかな弓型になるようにします。体の右側が伸びるのと、左側が圧縮されるのを感じながら呼吸しましょう。もう少し左に体を曲げてみて、どこまでストレッチできるか自分の限界を探ってみましょう。自分に優しくなり、少しストレッチを緩めてもいいでしょう。

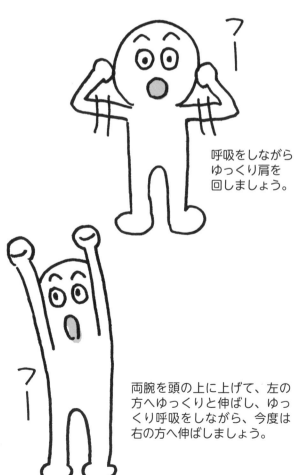

両腕を頭の上に上げて、左の方へゆっくりと伸ばし、ゆっくり呼吸をしながら、今度は右の方へ伸ばしましょう。

体を元の中央の位置に戻しましょう。

　用意ができたら、今度は右に曲げましょう。息を吸うたびに、肋骨の骨が少し離れる感じがするかもしれません。また、もう少しストレッチしてみましょう。緩めてもいいのです。

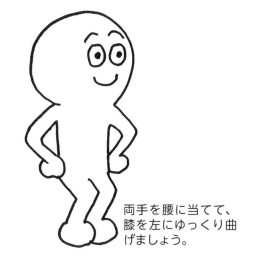

両手を腰に当てて、膝を左にゆっくり曲げましょう。

呼吸しながら、体を中央の位置に戻しましょう。両手を腰に当てて、膝を曲げましょう。足の感覚を感じましょう……伸びて、引っ張られて、硬くなったり、緩んだり、体の声を聞きながら調整しましょう。

　自分でよいと思うときに、左の肘をゆっくり後ろへ引いて、左の肩越しに後ろを見ましょう。息をしながら、肘の位置を感じます。

　用意ができたら、体をそっと右にひねりましょう。左から右への動きと、体の新しい位置に注意を向けたままで。ここに静けさと平穏が見つかるかもしれません。

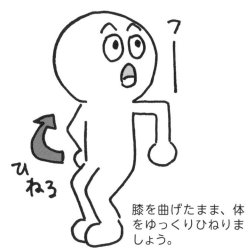

ひねる

膝を曲げたまま、体をゆっくりひねりましょう。

さあ、また体を中央に戻して静止しましょう。背筋を伸ばして立って、目を閉じてもいいでしょう。

　呼吸して、静止して、静止して、呼吸して。

　用意ができたら、目を開けて目の前の一点に焦点を合わせましょう。

　体の重心をゆっくり右足に移し、背筋を伸ばし、左の膝を曲げて、左手で抱えて胸に引き寄せます。

足の裏、お尻、そして背中の下部の感覚を感じましょう。右足はどうなっていますか？ 自分に向かってどんなことを言っていますか？ 批判したり、比べたりしていますか？　自分を励ましていますか？　自分に親切になれていますか？

足の力を緩めて、ゆっくり揺らしましょう。 自分でよいと思ったら、今度は重心を左足に移して、右の膝を胸に引き寄せましょう。グラグラしたり、足が床に着いたりしても、やり直していいのです。息をしながら、バランスを取りながら。

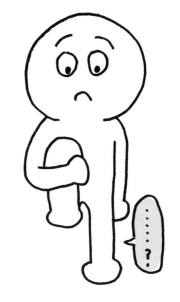

バランスを取りながら右膝を胸に引き寄せましょう。

バランスは、ずっと保てるものではないことに気づきましょう。バランスを取ることは、常に調整を続けることです。小さい調整も大きい調整もあります。そして、これは体のバランスだけではなくて、生活のほかの部分のバランスにも言えることです。独立心を持つことと、家族や友だちとの関係を大切にすることとのバランス、勉強とほかのトレーニングとのバランス、トレーニングと休憩とのバランス。足の力を緩めて、振りましょう。次は少し難しいポーズです。

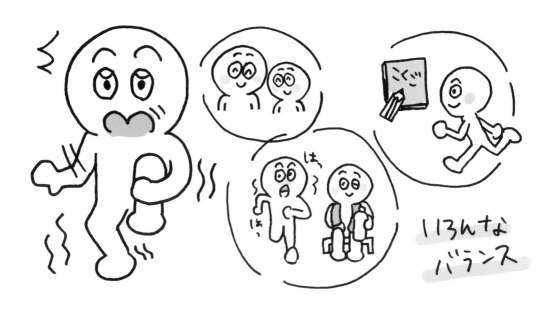

いろんなバランス

　まず、唇の左端を左耳の方向へ、右端を右耳の方向へ持ち上げましょう。このときの体の感覚、考え、気持ちに気づきましょう。

　次のポーズでは、椅子の背を持ったり、壁を使ったりするとよいでしょう。用意ができたら、静止したところに目の焦点を合わせて、体の重心を右足に移しましょう。左膝を曲げて、左手を後ろに回して左足の先を持ちましょう。そしてかかとをお尻の方向へ引っ張りましょう。ももの前の部分のストレッチや、お尻やお腹も伸びているのを感じましょう。呼吸をし、バランスを取りながら（グラグラしてもいいのです）自分の体を感じましょう。この体験に優しさと好奇心を向けましょう。

　力を抜いて、必要なら左手が壁に近づくように、向きを変えましょう。そして重心を左足に移して、右手を後ろに回して右足をつかみます。足をお尻の方へ引きましょう。このポーズに注意を吹き込みましょう。

　力を抜いて静止しましょう。体の動きに優しく注目したらどんな効果があったか、感じましょう。どんな動きにもこのような注意を向けることができるのですよ。コップを手にして、冷蔵庫を開けて、飲みものを注ぐときも……体に注意を向けるときはいつでも、「気づきの筋肉」を強めているのです。そして動きの下にある、静かで平穏な場所を見つけているのです。

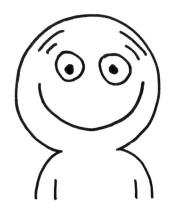

唇を左右の端へ持ち上げましょう。

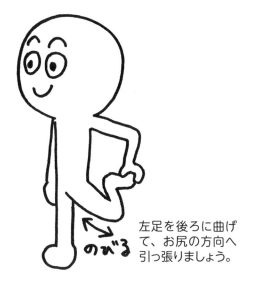

のびる

左足を後ろに曲げて、お尻の方向へ引っ張りましょう。

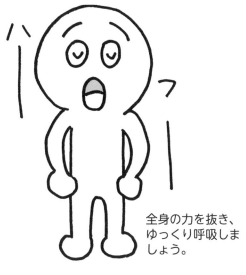

全身の力を抜き、ゆっくり呼吸しましょう。

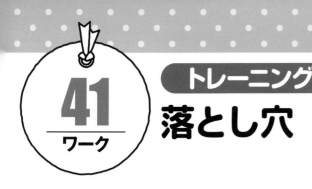

落とし穴

次のポーシャ・ネルソン*の詩をゆっくり2回読んでください。詩を読むときは、優しさと好奇心を大切にしましょう。

*ポーシャ・ネルソン：アメリカのシンガー。

5つの短い章からなる自叙伝

第1章

通りを歩く
歩道に深い穴がある
穴に落ちた
途方に暮れる……どうしていいかわからない
でも私が悪いんじゃない……
穴から這い出すのに、とてつもない時間がかかる

第2章

同じ通りを歩く
歩道に深い穴がある
見なかったふりをする
でもまた穴に落ちてしまった
また同じ穴に落ちたなんて信じられない
でも私が悪いんじゃない
穴から這い出すのに、やっぱり長い時間がかかる

第3章

同じ通りを歩く
歩道に深い穴がある
穴があるのが見える
それでも穴に落ちた……癖になっているんだ……でも
私の目は開いているから
自分がどこにいるかがわかる
私のせいだ
すぐに穴から這い出す

第4章

同じ通りを歩く
歩道に深い穴がある
穴をよけて歩いた

第5章

私は別の通りを歩いている

　自分に尋ねてみましょう。作者は、本当に穴が開いている道について書いたと思いますか？　そうではありませんよね。作者は、毎日起きる問題や困難、とくに何度もくり返すことについて書いているのですね。あなたにも、何度もくり返す問題や困難がありますか？

●あなたにとっての、くり返す問題や困難のトップ3を書きましょう。

1. ....

2. ....

3. ....

●よく落ちる穴を次のページにリストにしました。あなたに当てはまるものに○をつけましょう。

アドバイス

　ときには、穴に落とされたと感じることがあるでしょう。また、人を無理やり押したり、引きずり込んだりすることもあるでしょう。自分で穴に落ちてしまうこともあるかもしれません。あなたがリストに書いた穴について考えてみましょう。

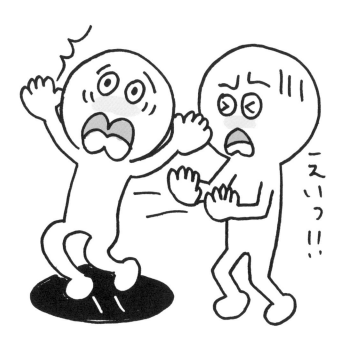

よく落ちる穴

宿題と学校の穴

・宿題を先送りにする
・整理ができない
・不親切な考え方をする

きょうだいの穴

・いじわるなからかい
・ケンカが絶えない

友だちの穴

・仲間外れや嫉妬心
・「かっこいい」と思われる
　ために同調する
・言いたいことを言わない
・いじわるをする

親の穴

・言うことを聞かない
・話を聞いてもらえない
・責任を果たすことと、特権
　を与えられることについて
　の意見の相違

危険な穴

・飲酒
・ドラッグ
・危険な運転
・無防備な性行為
・盗み

・ケンカ
・危険な仲間に入る
・自傷行為
・自殺を考える

マインドフルネスの基本コンセプト

対応することと
反応すること

「別の道を選ぶ」というイメージを使うと、困難な環境に「反応」しないで「対応」できると、たくさんの人が言っています。「反応」とは通常不応期にあるときに、習慣によって自動的になにか行動を起こすことで、いわば穴に落ちることなのです。「対応」とは、立ち止まって、呼吸して、よい行動を選ぶことで、わざとちがう道を歩くということです。このたとえは、あなたや家族にも役立つかもしれませんね。「ほら、穴に落ちちゃうよ!」というように、家族で軽く注意し合ってもいいですね。

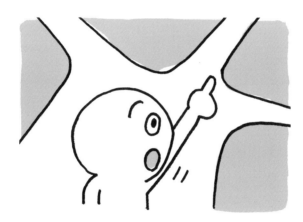

私は10代の男の子が3人いる家族にマインドフルネスを指導しました。兄弟はいつも刺激し合ったり、暴力的なケンカをするので、家庭生活はとても不愉快なものでした。お互いを穴の中に何度も引きずり込んでいたのです。それがあまりにもひどくなったので、お母さんは疲れ果て不安になってしまいました。そして両親も子どもたちも、助けを求めることに合意したのです。

私は、子どもたちのうちの1人が退屈したり腹を立てたりしていることが、きっかけになっているのだと気づきました。自分の気持ちに建設的に対処するのではなく、兄弟のじゃまをすることで気持ちをまぎらわそうとしているのです。その結果、いつも暴力をふるい合って、ひどく腹を立てることになり、それが、みんなにとって大きなストレスとなっていたわけです。

この家族に、最近のできごとを話してもらいました。兄弟の下の2人とお母さんの話は、こうでした。

三男

穴：	お兄ちゃんとケンカすること
考え：	特になし
気持ち：	怒り、悲しみ

次男

穴：	弟とケンカすること
考え：	弟なんかだいきらいだ！　ぼくをほうっておいてほしい！　部屋から出ていけ！
気持ち：	激しい怒り

お母さん

穴：	子どもたちのケンカ
考え：	またケンカしてる。もう耐えられない。まったくいうことをきかない。そのうちだれかが大けがをするにちがいない。やめさせなくては。私は最悪の母親だ。
気持ち：	怒り、悲しみ、絶望、恐れ

　話し合ってわかったことは、三男は宿題のことでイラついていました。自分の気持ちに気づかず、モヤモヤした気持ちを解消しようとして、次男の部屋に行って、持ちものを触ったり、じゃまをしたりしました。次男も実は宿題にイラついて退屈していたので、弟がじゃましに来たとき、いつものようにケンカをはじめて、弟を痛めつけました。2人がケンカをはじめるとお母さんが怒鳴りました。

　できごとの順番を見ていくうちに、家の「道」には、とても大きな「穴」が開いていて、だれかをその穴に突き落とそうとしていたことに、全員が気づきました。さらに悪いことには、ちょっとしたことで、家族はすぐ穴に落ちるし、自分から飛び込んだりすることもありました。

　家族みんながマインドフルネスを練習したところ、穴に落ちる原因となっていた考えや気持ちに気づくようになりました。そして次第に、別の道が選べるようになって、ずっと平和な家庭になりました。

別の道

三男

お兄ちゃんのじゃまをしない。お兄ちゃんにじゃまされない。

外に出てバスケットボールをする。

次男

文句を言わずにじっとしている。弟と一緒に穴に落ちないと自分に言い聞かせる。

その場から立ち去る、お母さんに助けてもらう。

お母さん

マインドフルネスのおかげで助かりました。反応（怒鳴ること）する代わりに対応することを練習できました。子どもたちの行動にきちんとしたルールを決めて守らせるようにしました。

トレーニング

別の道を選ぼう

●ワーク41「落とし穴」（106ページ）で、くり返し起きる問題や困難のトップ3をリストにしましたね。その中から1つ選んで次のページの図に書き込みましょう。

1. 「穴の道」に、あなたの問題や困難を簡潔に書きましょう。
2. 道のカーブの左に、その問題が起きたとき、いつもどんなことを考えているかをリストにしましょう。
3. 道のカーブの右に、その問題が起きたとき、いつもどんな気持ちになるかをリストにしましょう。
4. 「新しい道」に、クリエイティブな行動や対応の仕方を3つ書きましょう。普段していることではありません。新しい方法を使えば、もう穴に落ちなくなるかもしれませんよ。

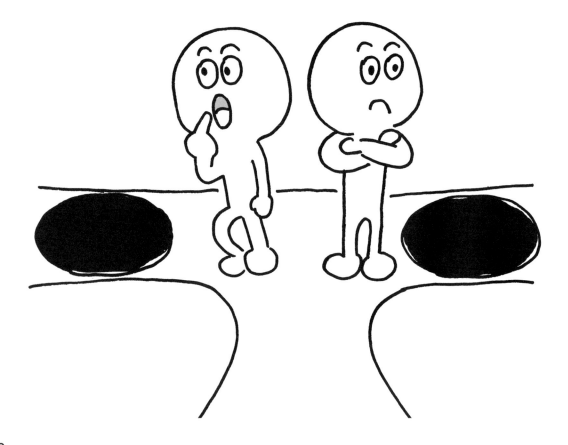

●穴の道

....

....

....

考　え		気持ち
・		・
....		....
・		....
....		・
....		....
・		....
....		・
....		....
・		....
....		・
		....

●新しい道

....

....

....

マインドフルネスは自分への贈りもの

　これから数週間、自分の感情に優しさと好奇心を向けてみましょう。感情が不応期に入って物事がはっきり見えないとき、困難な状況になったら、ここまで学んだ方法を使って立ち止まって対応しましょう（別の道を選びましょう）。反応する（穴に落ちる）のではなくて！

・ワーク40の「ストレッチとバランス運動」（101ページ）と、ワーク24の「自分の気持ちとなかよくなろう」（64ページ）を代わる代わるやってみましょう。
・自分や他者の感情の波に、優しさと好奇心を向けましょう。
・感情の不応期（91ページ）に気づきましょう。
・反応する（いつもの穴に落ちる）のではなくて、対応（別の道を選ぶ）する練習をしましょう。

　　　マインドフルネスは、対応すること。
　　　自分で自分の行動を選べるということです。

Part 6

対応して対話しよう

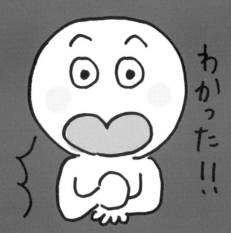

わかった!!

　ここまで考えを眺めたり、気持ちとなかよくなったり、抵抗（なにかを変えたいという気持ち）を減らすことで苦痛をやわらげる練習や、反応（いつもの穴に落ちる）ではなく、対応（別の道を選ぶ）する練習をしてきましたね。パート6では、学んだことの日常生活での使い方や、自分や周囲の人に対して、真の優しさと共感が持てるようになる方法を覚えていきましょう。

マインドフルネスの基本コンセプト

「もうちょっとでモーメント」
(Almost Moments)

　反応ではなく、対応することについて短いお話を紹介しましょう。

　マインドフルネスのクラスを受けていた小学4年生のAくんは、あるとき、ペットのネコにかまれて痛かったので、ネコをたたきたいと思ったそうです。私が「たたいたの?」と聞くと、Aくんはにっこり笑いながら「ううん。でも、もうちょっとでたたくところだったよ」と言いました。これを私のクラスでは「もうちょっとでモーメント（もうちょっとで○○するところだった）」と呼んでいます。

　ほかにも家や学校や日常生活の中で、「もうちょっとでモーメント」がないか探してみました。たとえば、家でネコを「もうちょっとで」たたきそうになった、校庭でいじめっ子を「もうちょっとで」殴りそうになった、算数の問題が解けなかったときや友だちと意見が合わなかったときに、「もうちょっとで」あきらめそうになった、という具合です。

　あなたには、もっと困難な「もうちょっとでモーメント」があるかもしれませんね。いい成績をとるためにカンニングしそうになったり、ドラッグや無防備な性行為をしそうになったり、酔っ払いの友だちの車に乗りそうになったり、悪い仲間に入りそうになったり、特急電車に飛び込みそうになったり。

　大げさだと思う例も、あるあると思う例もあるかもしれません。

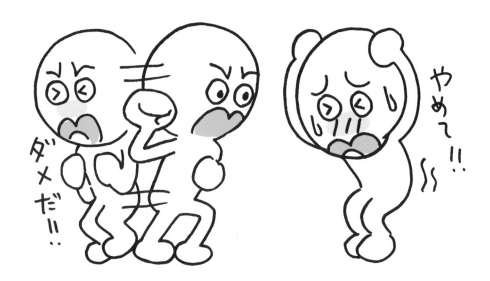

　2010年にカリフォルニア州のパロアルトという大学町で、悲しいことに、半年の間に6人もの10代が、特急電車に飛び込んで命を落としているのです。彼らはきっと激しいうつで苦しんだり、「自分の人生は絶望的だ」「自分なんか死んだほうがいい」「だれも気にかけてくれない」と、自殺をしたい気持ちと戦っていたのでしょう。

　6人のうち1人でも、Aくんの「もうちょっとでモーメント」のように、自分の考えと気持ちに優しさと好奇心を向け、バランスの取れた見方を学んでいたら、状況は変わっていたことでしょう。どう変わったかを知ることはできません。でもきっと彼らはまだ生きていて、だれかに「特急電車の前に立ったの？」と聞かれても、にっこり笑ってただ「ううん。でももうちょっとで飛び込みそうだったよ」と言っていたかもしれないのです。

　耐えられないほどつらくて激しい「もうちょっとでモーメント」のときに、賢い選択をしたり別の道を選んだりできるかどうかで、人生が変わってしまうのです。

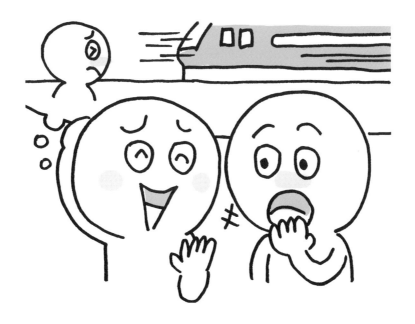

マインドフルネスの基本コンセプト

いつでも自分は
自分を見ている

　ワーク 44（116 ページ）で紹介した A くんのクラスでは、もし立ち止まることができなくて「もうちょっとでモーメント」を逃してしまい、（感情に）反応して穴に落ち、その結果、大人に捕まえられて罰を与えられたらどうすればいいかという議論が起こりました。さらに、捕まらなくても罪の意識を感じたり、うしろめたい気持ちにならないか、という話にもなりました。そこで私は、ある有名な逸話を話すことにしました。

　むかしむかし、ある大きな町の郊外にある古い学校で、男女生徒が寮で生活をしながら学んでいました。先生がある日、生徒たちを集めて言いました。

　「みなさん、先生は年を取ってすっかり衰えてしまいました。これまでのように学校運営に必要なものを供給することができません。みなさんには、まだ働くことを教えていませんが、学校を閉鎖しないための方法が 1 つだけあるのです。隣の大きな町にはお金持ちの人がたくさん住んでいます。必要以上のお金をお財布に入れているのです。先生は、みなさんに町へ行って、繁華街や人のいない路地を歩いているお金持ちの人のあとをつけてほしいのです。そして、だれも見ていないとき、お金持ちの人の財布を盗んでほしいのです。十分なお金が集まれば、学校を続けることができます」

　これを聞いて、A くんと多くのクラスメイトは息を飲み、首を振りました。

　生徒たちは信じられない思いで口々に言いました。「先生は私たちに、人のものを盗むのは悪いことだと教えてきたじゃないですか！」

　「たしかにそうですね。絶対に必要でなければ盗んではいけません。でも、大切なことは、だれにも見られてはならないということです！　だれかに見られたら盗んではなりません！　わかりましたね？」

　生徒たちはビクビクしながら互いに顔を見合わせています。先生は頭がおかしくなってしまったんだろうか？　それでも、みんなは「はい、先生わかりました」と静かに言いました。

　「よろしい。それでは行きなさい。だれにも見られてはいけないことをくれぐ

れも忘れないように！」

　生徒たちは立ち上がって学校を出ていきました。先生は、ゆっくりと立ち上がって生徒たちが町へ行くのを見ています。先生が机に戻ったとき、1人の女子生徒がまだ部屋の片隅に静かに立っているのに気づきました。「なぜみんなと行かないんだ？」と先生は女子生徒にたずねました。

　「学校を救う手助けをしたくはないのか？」

　「学校は救いたいです。先生はだれにも見られないように盗めと言いました。でも世界のどこに行っても、だれにも見られないところはありません。いつも自分は自分を見ていますから」

　先生は声を上げました。「すばらしい！　それこそが、あなたたちに学んでほしかったことなのですよ。それに気づいたのはあなた1人だけでしたね。さあ、急いでみんなの後を追いかけて、問題を起こす前に学校へ戻るように言いなさい」

　女子生徒は急いで走って行きました。そして、学校から見えないところでどうしたらいいかビクビクしながら話し合っている生徒たちを、学校へ連れ戻すことができました。先生はみんなに女子生徒の言葉を伝えました。こうして生徒たちはこの教訓を学んだのです。

　このお話は、道の穴や「もうちょっとでモーメント」や行動の選択などと、どんな関係があるのでしょう？

　どんなことをしているときでも、自分の中のマインドフルな部分が、静かに自分を見ているのです。そして立ち止まって耳を傾ければ、その声が私たちを導いてくれるのですね。

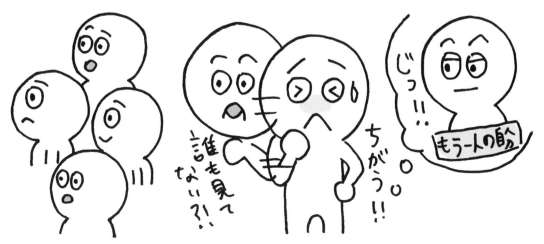

マインドフルネスの練習

ボディスキャン

　とくに激しい感情に打ちのめされたときや、不親切な考えにとらわれているときに、自分の体に優しさと好奇心を向けることは、とてもよいことなのです。体に注意を払うことで、明日や昨日のことに固執せずに、この瞬間、この場所に、たった今、とどまることができます。この練習は、次の説明を読んで試してみるとよいでしょう。全体を読む代わりに、2段落ずつぐらい読みながら、進めていくのもよい方法です。

　さあ、体に優しい注意を向けましょう。居心地のよい場所に座るか寝転びましょう。落ち着いたら、目を閉じるか、目の前の一点を見つめましょう。

　腕をゆったりと体の横に下げ、足は組まずにまっすぐ伸ばしましょう。

　息を吸いながら、背中がまっすぐに伸びるのを感じましょう。次に、吐く息で、筋肉を緩めましょう。お腹の中が空気で膨らんだり、空気が出ていったりするのを感じましょう。この感覚にはもうすっかり慣れていますね。

　呼吸のリズムに静かに注意を向け続けましょう。呼吸に注意を向けるために、片手をお腹に、もう片手を胸に置いてみましょう。……呼吸のリズムを感じながら、手の感

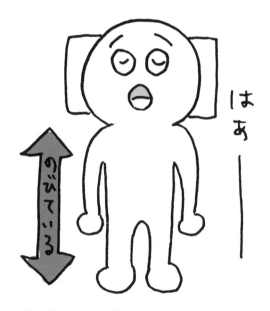

体を横にして、落ち着いたら目を閉じましょう。

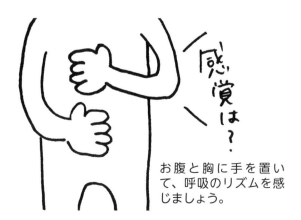

お腹と胸に手を置いて、呼吸のリズムを感じましょう。

触が体や頭や心でどう感じられるか、気づいてみましょう……。

　用意ができたら、両手を太ももか、体の横で休めましょう。今度は足にあなたの優しさと好奇心を向けてみましょう。足はどんな感じですか？　靴下や靴の感触、裸足なら空気が感じられますか？

　足の指と指の間隔に気づくかもしれません。足の筋肉や骨の感触を感じられるかもしれませんね。

次に呼吸と注意を足首へ、そしてすねへと上げていきましょう。足首の感触に気づきましょう。そしてふくらはぎの筋肉やすねのまっすぐな骨を感じましょう……。

　用意ができたら、今度は膝に注意を向けましょう。膝を支える筋肉や筋を感じ、膝の関節を感じましょう……。

　呼吸しながら気づきましょう。

　膝の感覚や、今ここにある考えや気持ちにも気づきましょう。

　落ち着かない感じ、平穏さ、眠気、イライラ……すべてそのまま、変わらないままでいいのです。

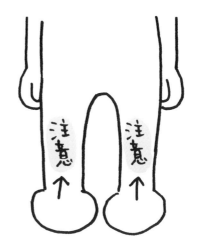

注意を足に向け、膝の筋肉や筋、関節に注意を向けて呼吸をしながら感じましょう。

用意ができたら、息をしながら太ももの裏側とお尻に注意を吹き込みましょう。足が椅子や、床や、ベッドに触れているのを感じましょう。あるいは、どこにも触れていないことを感じましょう。

　ぐるりと太ももの外側に注意を向けましょう。ふとももの上へ、そしてふとももの内側へ。洋服の重みや、太もものいろいろな場所でちがう感じがするかもしれません。

さあ、今度は息をしながら骨盤に注意を吹き込みましょう。 足と体がつながっている部分です。息が骨盤の中で膨らんだりへこんだりするのに気がつくかもしれません。

また、お腹の中で息が膨らんだりへこんだりするのを感じましょう。息を吸うときと吐くときの間に、静かで平穏な場所でゆったり休みましょう。

呼吸と注意をお腹から腰へと下げていきましょう。腰のあたりで息が膨らんだりへこんだりするのを感じながら。体でなにが起きているかをただ感じてみましょう。緊張感、快適さ、なにもないというニュートラルな感じに気づくかもしれません。

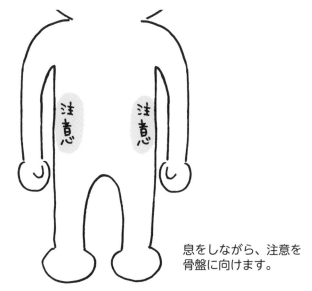

息をしながら、注意を骨盤に向けます。

さあ今度は、肩甲骨の間の部分を探りながら、背中の中央や上の方へ息と注意を向けていきましょう。

考えや気持ちによって注意がそ

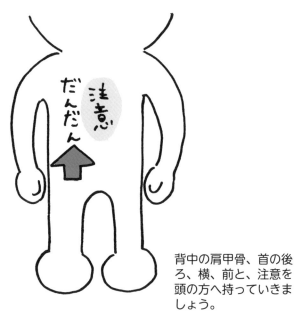

背中の肩甲骨、首の後ろ、横、前と、注意を頭の方へ持っていきましょう。

れたら、そっと注意をボディスキャンへ戻しましょう。

よいと思ったときに、胸の中で呼吸の動きと感覚を感じながら、息と注意を、肋骨の周辺と間へ向け、胸の中へ入っていきましょう。

さあ、呼吸と注意を肩へ上げて、腕の痛みや、力や、楽な感じに気づきながら腕を伝って手まで下げていきましょう。手のひらと甲、そして指の感覚を探りましょう。

呼吸と注意を、首の後ろ、横、前を感じながら首に持っていきましょう。喉を通る息も感じられるかもしれませんね。

次に、あごの位置、唇の曲線、表情などに気づきながら、息と注意を顔へ上げましょう。

鼻の先から息が出たり入ったりするのや、髪の感じ、そして額にあたる空気も感じられるかもしれません。

息と注意を頭の周り、頭の後ろ、頭のてっぺん、そして脳へ向けましょう……顔と頭と脳に優しさを吹き込みながら、感覚に気づきながら。

さて、体全体を息と注意でいっぱいにしましょう。脳、頭、顔、首、腕、胸、背中、腹、骨盤、足。

体に息が満ちたり引いたりするのを感じましょう。

あなたの中の静けさと平穏さと生命力に感謝しましょう。

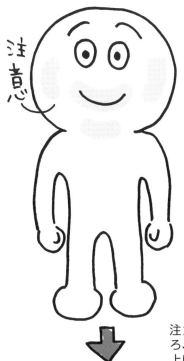

注意と息を頭のうしろ、耳など顔の周りに上げ、優しく吹き込みましょう。
体全体が息と注意でいっぱいになりますね。

この体に感謝しましょう。今ここにある体、このままの体に……。

この練習が終わりに近づいたら、とくに困難なことがあるときは、自分の体に優しさと好奇心を向ければ、とても役に立つということを思い出してください。考えが頭から離れなかったり、気持ちが乱れたりしたら、いつでも体に注意を向けることができるのです。短くて簡単でだれにも気づかれない方法でやってみましょう。息をしている感覚や、床の上の足の感じや、肩のリュックの重みや、手の中の鉛筆の形などに気づくことができますね。くり返される考えを、頭からお腹や足へと押し出していきましょう。そうすることでネガティブな考えや気持ちがくり返すのがさえぎられ、激しさが緩和されるでしょう。

体がマインドフルになることは、自分の中の静かな場所に落ち着く方法の１つです。

おさらい

ボディスキャンでおさらい

● 自分の体に注意を向けて、どんな感じがしましたか？

....

....

....

....

● 今、この瞬間、体がどんな感じなのか発見できましたか？

....

....

....

....

● 自分の体に優しさと好奇心を向けたら、頭と心はどんな感じになりましたか？

....

....

....

....

トレーニング
困難なコミュニケーション

　猛烈に腹が立っているとき（不応期の頂点にいるとき）、それに反応して、考えや気持ちをそのまま口に出してしまうことがよくありますよね。でも、もし相手も同じことをしたら、反応し合う大きな波に翻弄されて、お互いの考えと気持ちの津波でおぼれてしまうでしょう。

●困難なことを思い出して、126ページの絵に自分と相手がなにを感じていたり、望んでいたりしたのかを書いてみましょう。そして、困難を解決するのに役立つクリエイティブな方法を探ってみましょう。実際に役に立った方法でもいいですよ。

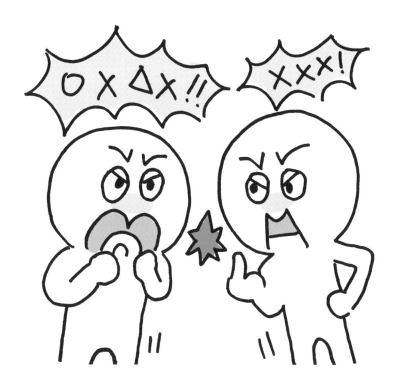

困難なコミュニケーションについての練習

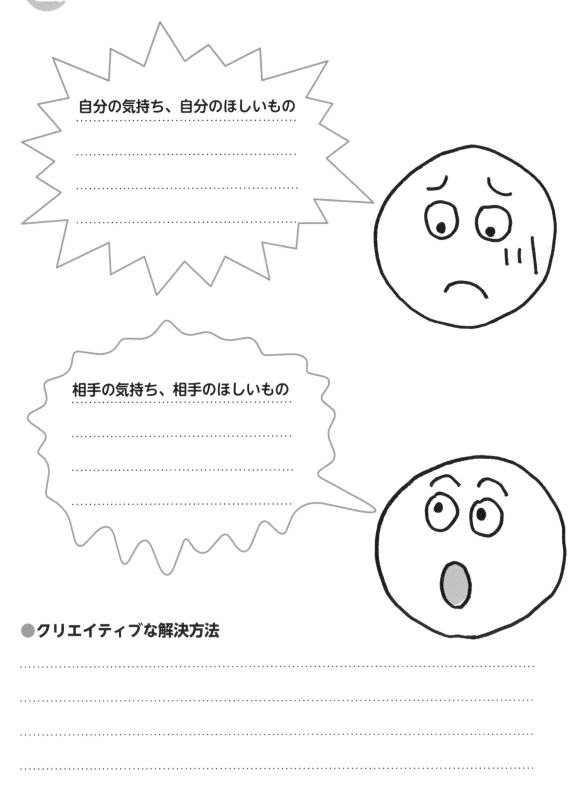

自分の気持ち、自分のほしいもの

相手の気持ち、相手のほしいもの

● クリエイティブな解決方法

深呼吸をゆっくりしたら、自分の中の静かで穏かな場所に落ち着きましょう。そして、今週だれかと困難なコミュニケーションをしたことを思い出してみましょう。クラスメイトや友だちや家族や先生などと、意見が合わなかったことはありませんか？

思い出したら、126ページの絵の中に書き込みましょう。**上手なコミュニケーションの1つ目のステップは、「私はどう感じただろう？」「なにをしてほしいと思ったのだろう？」と自分に尋ねてみることです。**思い出したできごとで、感じたことやしてほしいと思ったことを書きましょう。短い言葉や簡単なフレーズにしてもいいでしょう。

自分への問いかけに、すぐに答えられる場合もあるでしょう。そうでない場合は、立ち止まって自分の声をしっかりと聞き、正直な気持ちを考えてみましょう。2つ目のステップへ進む前に、自分の気持ちと望みについて理解することが大切です。

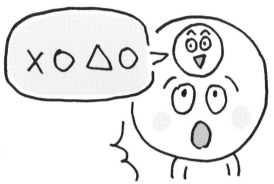

2つ目のステップは、相手の気持ちと望みについて考えることです。このステップを飛ばしがちな人が多いのです。でも、このステップがなければ、相手とコミュニケーションを取って、解決へと前進することが不可能、あるいは困難になることがよくあります。自分の気持ちや望みから離れて、相手の気持ちと願いについてしっかりと考えてみましょう。本当に相手の感じていることが「わかったら」、短い言葉やフレーズで絵の中に書き込みましょう。

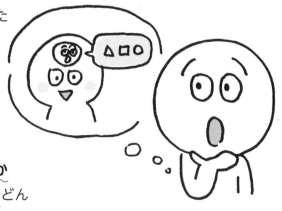

さあ、自分と相手の気持ちと望みがよくわかるようになりました。**3つ目のステップは、どうすれば穴から出られたかを考えることです。**どんな別の道を歩くことができたでしょうか？

なにかクリエイティブな解決方法を見過ごしていませんでしたか？　アイデアが浮かんだら書きましょう。行き詰まったら、どんな解決法があるかを友だちや信頼できる大人に相談してみましょう。

「こんなこと、どうでもいいや！」と思うかもしれませんね。しかし、悩んだり怒ったりしたことは、それが気になったということなのです。気になったのは、自分のほしいものをどうすれば手に入れられるかということだけだったかもしれませんし、それはいたってノーマルなことです。もしかしたら、口論している相手のことが気になったのかもしれません。あるいは、その両方が気になることも、よくあることでしょう。

相手とのやりとりが困難なとき、自分の気持ちと望みに注意を払うと同時に、相手の気持ちと望みについても考えられれば自分にも相手にも優しくなれます。そのときには、できないかもしれません。でも、マインドフルネスをしっかり練習していれば、スローダウンして、なにかができるかもしれません。事態が悪化したり手に負えなくなったら、その場から立ち去ったり、冷静にならなくてはならないかもしれません。

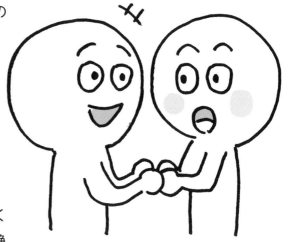

深呼吸をして、また今の瞬間に注意を戻して、順番通りにやりながら、こんなふうに相手に言ってみるとよいかもしれません。「ねえ、今の状況まずいよね。はじめに戻ってやり直そうよ。自分にとって大切なことをきみに伝える努力をするし、きみにとって大切なことも聞くように努力するよ。そうすれば、お互いにとってよい解決法が見つかるかもしれない。スローダウンして、やり直してみようよ」

マインドフルなコミュニケーションの練習は、あせらずに行ないましょう。自分と相手にとって、なにが本当なのかをゆっくり時間をかけて理解しましょう。たとえば、友だちに拒絶されたら、気にしないふりをするかもしれませんね。でも本当は、傷ついて悲しくて混乱していて怒っているのかもしれません。そして相手が不親切でも、自分はまだ友だちでいたいと思っているのかもしれません。自分が本

当に感じていることや、自分の本当の願いを認めるのは、たとえ自分に対してでも、怖いかもしれないし傷つくことかもしれません。

　時間をかけて理解していくと、驚くような発見があるかもしれません。その人と友だちでいたいわけではないことに気づくかもしれません。相手は自分に自信がないので、どうしたらあなたと友だちになれるかがわからないだけかもしれません。あなたがすごく友だちになりたいと思っていても、相手は友だちになりたくないかもしれません。

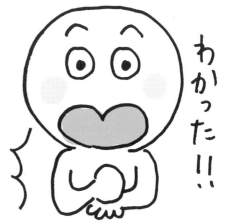

たとえそれが嫌な発見だとしても、自分と相手の気持ちと希望を認めることは、必要な情報です。たとえば、自分はその人と友だちになりたいとわかっていても、相手はそうでもないかもしれない場合、いくつかの選択があります。相手にアプローチしてどうなるかを試してみる方法、あるいは、自分が当然受けるべき親切と尊敬を自分自身に向けて、その人との友情を追い求めるのをやめるという選択もあるかもしれません。そしてほかの人と友だちになることを選んでもよいでしょう。

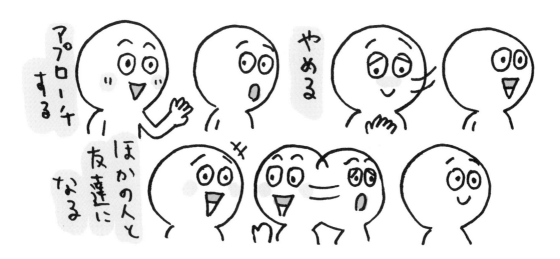

マインドフルネスの練習

親とのコミュニケーションが難しいとき

　あなたにとって、親とのコミュニケーションは難しいかもしれません。私も親です。そして、私にとってもっとも難しいのは 10 代の子どもたちとのコミュニケーションです。なぜこれほど難しいのでしょうか。その理由は、どれほどバカげたことをしていても、本当はその下にお互いへの愛情があるからなのです。人は、愛している人に対して嫌がらせをしたり、イラついたり、怒ったりするものなのです。

　たとえば、悪い成績を取ったり、家や学校の規則を守らなかったり、法に触れることをしたりしたとき、性的なことのような話しにくいことを親と話さなくてはならないとき、あるいは、もっと自由にする機会がほしい、もっと助けてほしい、親が決めたのとはちがう道を進みたい、といったことを伝えたいときには、次の方法が役立ちます。

　はじめはピンと来なかったり、堅苦しいと思うかもしれません。でも、あなたと親がいつも同じ問題で同じ穴に陥っているのなら、新しい建設的な方法を使って話し合う練習をすると効果があるものなのです。

　今現在、あなたも親も深い穴にはまっているかもしれませんし、逆に問題がなく、うまくいっているかもしれません。いずれの場合でも、次のページの手紙を、今、親に渡すことをおすすめします。そうしておけば、次に難題について話さなくてはならないときには、新しい方法を試す準備ができています。基本的なコミュニケーションの仕方もわかっていて、この新しい方法を使うことにも同意できているので、スムーズに進むでしょう。

　この手紙は、新しいコミュニケーションの方法を親に紹介するためのものです。空欄に書き込んで、手紙をコピーして親に渡したり、読んでもらったり、あるいは自分の言葉にして伝えるのでもいいのです。もし自分の言葉で伝える場合は、つぎのすべてのステップが入っていることを確かめてください。

お父さん、お母さんへ

　私は、今マインドフルネスの本を読んで練習しています。呼吸法、スローダウンすること、自分の考えや気持ちや体の感覚に気づくこと、周囲や自分の衝動、人との関係にも注意を向ける練習をしています。そしてなにより大切なことは、そうした練習によっていろいろな状況に反応するのではなくて、対応する方法を学んでいます（対応とは、立ち止まって自分のすることを選択すること。反応とは、習慣や怒りに任せて行動すること）。

　私は＿＿＿＿＿（困難な問題）について話し合うときに、お父さん、お母さんにもこの方法を使ってほしいと思っています。今まで何度も話し合ってきたことですが、今度は新しい方法を試したいです。相手の話を聞いて理解する方法に、賛成してほしいのです。

　はじめに、＿＿＿＿分間（合意した分数）、私が自分の考えや気持ちや体験や要望をはっきり話します。攻撃的にならずに、自分について話します。お父さん、お母さんには、聞いてほしいし、最大限の努力をして、話に割って入ったり、反対したり、自分の考えを述べたり、主張しないでほしいです。できるだけ私の話を心で聞いてほしいです。

　それから＿＿＿＿分か＿＿＿＿日の間（合意した期間）、冷却期間を置きます。お父さん、お母さんの反応を私に言う前に、私が言ったことをお父さん、お母さんの言葉で要約してください。まちがった解釈をしているところがあれば、はっきりさせたいです。

　次に、お父さん、お母さんの考え、気持ち、体験、要望を＿＿＿＿分間、話してください。私は耳を傾けて、最大限の努力をして、話に割って入ったり、反対したり、自分の考えを述べたり、主張しようとせずに、ただお父さん、お母さんが言っていることを心で聞くようにします。

　それから＿＿＿＿分か＿＿＿＿日の冷却期間が過ぎたら、ゆっくりとマインドフルに話し合いをします。話し合いが激しくなってきたと感じたら、タイムアウトのサインを出すことができます。そして、みんな立ち止まり、ゆっくり5回深呼吸をします。

新しいコミュニケーションの方法を練習する前に、お互いに認めたいことがあります。それは、また古いパターンに陥ってしまうかもしれないこと、新しい習慣をつけるには時間がかかること、まだ合意したりお互いに受け入れられる解決法にたどり着けないかもしれないことです。この方法の目的は、私たち家族にとって一番困難なときに、お互いの話を聞いて理解するようになることです。

　練習の本質は、話をしている人（会話をしはじめた人）が自分の考えや気持ちや体験や要望を、攻撃的にならずに、「自分メッセージ」を使って相手に伝えるということです（私：「私は本当に努力しているのに、もっと努力しろと言われると、私は絶望的でさみしくなる」、親：「メールを送っても返事がないと、私は心配でイライラする」）。怒り、悲しみ、喜び、恐れ、痛み、さみしさなどさまざまな感情には、それぞれの形があります。
　それから、「私はあなたが……だと思う」「私はあなたに……してほしい」というのは気持ちではありません。攻撃なのです。

　聞き手は、心から耳を傾けること、相手の話をじゃましたり、反対したり、懸念を言ったりしないこと、声に出しても出さなくても反論しようとせずに、相手の話を聞くことに同意します。そして、45分以上の冷却期間のあと、相手の言ったことを要約して、わからないところを尋ねます。

　みんな、ゆっくり呼吸をしながら、自分の考えや気持ちや体の感覚や推測が表れていくままに……見守ります。そして話し合いが激しくなったら、休んで、呼吸して、またはじめます。ユーモアを忘れずに、そしてお互いの話を聞いてクリエイティブな解決法を見つけようという約束をしたいです。

　それでも私たちだけで話し合いができないようなら、信頼できる友人や専門家に助けてもらいます。

　愛を込めて

　　　　　　　　　　　　　　　　　_____より

著者から両親へのメッセージ

ご両親へ

　あなたのお子さんは、賢明にマインドフルネスの練習をはじめました。そして、ご両親とのコミュニケーションに、効果的な新しい方法を取り入れたいと勇気をもって提案しています。どうかここで立ち止まって、難しい問題についてお子さんと話されるときに、この練習を誠心誠意行なっていただきたく、お願いいたします。私も親としての経験があります。子どもの声を聞こうとせずに、私の考えを押し付けようとすることが多々あります。理論的な主張の根底には、子どもの幸せについての心配や不安、子どもの選択が将来ネガティブな影響をもたらすのではないかという恐れがあります。

　マインドフルになれると、心配、恐れ、子どもを支配したいという気持ち、そして、呼吸といったものに注意を向けることができます。そして、子どもに反論しようとせずに、ただひたすら子どもの言うことを聞くことができます。そして子どもの言うことをしっかり聞いてから、可能な解決策を探りはじめることができます。

　親として子どもへ「NO」と返答せざるを得ないこともあります。それでもこのプロセスによって、子どもの声をきちんと聞いたり理解したりせずに、ただ命令だけをするようなことが少なくなると思います。

エイミー・サルツマン

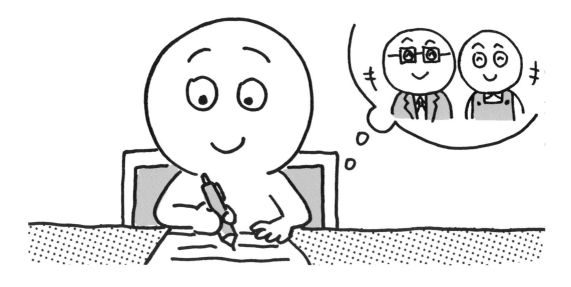

マインドフルネスの練習

メールやネットに 投稿する前に考えよう！

　マインドフルにメールや SNS に投稿する方法についても考えてみましょう。10代の人は、メールや SNS を毎日使っています。たしかに友だちと連絡を取るにはよい方法ですが、あまりにも急いで返答すると問題を起こすこともあります。メールを送ったり、ネットになにかをアップしたりする前に、しっかり考えることが大切です。これは話すことにも言えますね。ソーシャルメディアには、知識の宝庫という利点もあります。知っての通り、芸術的な SNS もたくさんありますよね。

🗨 話したり送ったりする前に考えよう！

- ・これって本当のこと？
- ・これって役立つこと？
- ・これって人を元気づけること？
- ・これって必要なこと？
- ・これって親切なこと？

なにかを送る前に、一度立ち止まって2つの質問を自分にしてください。

- ・自分について、同じようなコメントや写真や動画を友だちや知り合いにアップされたら、どう思うだろう？
- ・コメントや写真や動画を、お母さんやおばあちゃん、妹や弟、校長先生、将来の雇い主に見られたら、どう思うだろう？

アドバイス

　話したり、メールを送ったり、ネットに投稿したりする前に、しっかり考えることが大切です。後で後悔するような言葉やイメージが世界中に広まらないように！

51

受け入れよう

　困難な話し合いでも忘れないようにしたいのは、一人ひとりがどれほど望んでも、人生には手に入れることができないものがあるという現実です。私もそうです。あなたもほかの人も、いつもほしいものが手に入るわけではないのです。妥協してはいけないときも絶対にあるでしょう。みんなを満足させる解決法が見つからない場合もあります。そうした場合は、立ち止まって、自分にとってなにが本当なのか、自分の声にしっかり耳を傾けることです。ほしいと思っていたものが、本当はほしくないのかもしれません。ありのままを受け入れることで気持ちが穏やかになるような状況もあるでしょう。

　ワーク33の「苦痛＝つらさ×抵抗」（80ページ）で紹介した方程式を、「幸福＝苦痛×受け入れ」と書き換えることもできます。ものごとをありのまま受け入れられれば、もっと幸福に、賢くなれるでしょう。別れた恋人がもう戻ってこないとわかっているときや、遠くに引っ越さなくてはならないとき、ペットの犬が死んだときなど、悲しんだり、立ち直ったりするのに、十分な時間をかけていいのです。そして、少しずつ前進すればよいのです。

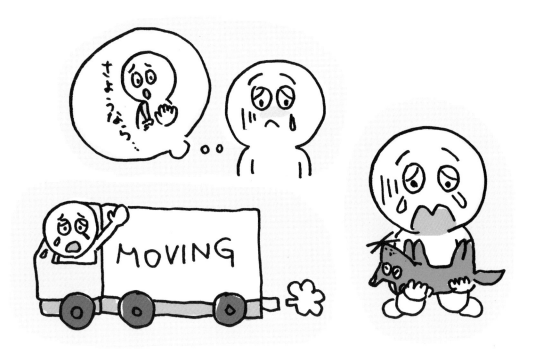

マインドフルネスは自分への贈りもの

　反応する代わりに対応すること、別の道を選ぶこと、難しいコミュニケーションの最中に穴から這い出すことなどを練習しましたね。人との関係で難しい穴に落ちてしまったときは、ちょっと立ち止まって、自分と相手の気持ちやほしいものについて、そして可能な歩み寄りや解決法を考えましょう。穴の底まで落ちる前にこれができれば、なおさらよいでしょう！

・難しい話し合いをしているときや、難しくなりそうなときには、ワーク48の「困難なコミュニケーション」（125ページ）の簡単な3ステップを使いましょう。
・ワーク46の「ボディスキャン」（120ページ）を毎日練習しましょう。

> マインドフルネスは、力です。
> コミュニケーションを変える力を持っています。

Part 7

選択することと 親切な気持ちに なること

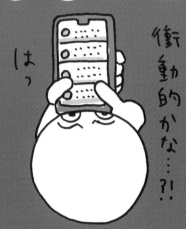

衝動的かな…?!

はっ

　反応する代わりに対応して自分の行動を選択することの利点を、探り続けていきましょう。そして、衝動と行動の間に位置する「もうちょっとでモーメント」についても、もっとくわしく見ていきましょう。脅威を感じたときの、よくある4つの対処法についても考えていきます。

　さらに、これまで練習してきたことを楽に覚えるための愉快な記憶法も試してみましょう。自分と周囲の人に愛情と思いやりを持って接することも練習します。

マインドフルネスの基本コンセプト

衝動とは

　私のマインドフルネスのクラスには、小さい子どもも 10 代の人もいます。リラックスして聞けるように、おもしろい物語を話すことがよくあります。児童文学作家ルイス・サッカーの「Sideways Stories from Wayside School」（邦題『ウェイサイド・スクールはきょうもへんてこ』）の中の短いお話です。

　ポールという幼稚園児が「誘惑」と対話をしています。ある衝動に気づいたポールがどんな行動をするかというお話で、「もうちょっとでモーメント」や、道に開いた穴や、別の道などについてユーモラスに語っています。これは対応と反応についてのお話です。

　物語は、レスリーという女の子の三つ編みを引っ張りたいという衝動にかられたポールが、「誘惑」と長々と話し合いをします。はじめのうちは、がまんできました。でも最終的にはポールはレスリーの三つ編みを引っ張ってしまうのです。まず左、そして右の三つ編みを引っ張ります。そのたびにレスリーは泣き叫び、ポールは先生にバッテンをつけられてしまいます。レスリーが 3 度目に叫んだとき（ポールが三つ編みを引っ張ったわけでもなかったのに）3 つ目のバッテンをつけられたポールは、幼稚園のバスに乗せられて家へ帰されてしまうというお話です。

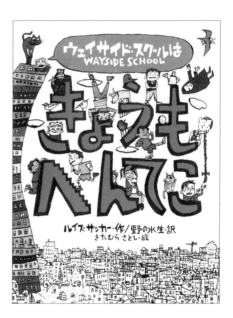

『ウェイサイド・スクールはきょうもへんてこ』
（ルイス・サッカー・作、野の水生・訳、
きたむらさとし・絵、2010 年、偕成社）

ワーク

53

トレーニング

衝動

　だれでも、不親切なこと、ずるいこと、たとえば万引きしたり、うそをついたり、うわさ話をしたり、カンニングをしたり、といったことをしたいという衝動にかられることがあります。

●正直に勇気を出して、不親切なことやずるいことをしたくなったときのことを、思い出して１つ書きましょう。あなたの中には、いつでもあなたを静かに見ている人がいるということ（ワーク 45 ／ 118 ページ）を忘れないで。

....

....

....

....

....

●あなたがその衝動にかられたとき、頭の中で「だめだ！」「待て！」「いったいなにをしてるんだ？」「まずいよ！」という声が聞こえましたか？　１つ選びましょう。

> はい　　　いいえ　　　聞こえたかもしれない

●ほかに「たいしたことじゃないよ」「だれにもわからないよ」という声が聞こえましたか？　１つ選びましょう。

> はい　　　いいえ　　　聞こえたかもしれない

●このような衝動と、自分の声に気がつくことは、どう役に立つでしょう？

....

....

....

....

●自分の中の賢くて親切な声に耳を傾けて、別の道を選ぶことがとても難しいことがあるのは、なぜでしょう？

....

....

....

....

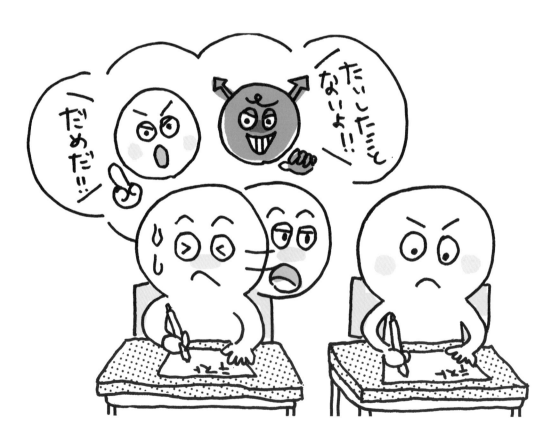

トレーニング

衝動にどう対応するかを選ぼう

　ある１つの言葉を読んでもらいます。読んだらすぐに、体と頭になにが起きたかに気づいてください。なにもしないで、じっと動かずに、ただ気づけるよう努力してみてください。

言葉は　｜　**かゆい**　｜

●どんなことに気づきましたか？

．．

●今まで感じていなかったのに、突然かゆいことに気づきましたか？　１つ選びましょう。

はい	いいえ

●かかずに、かゆいと気づきましたか？　１つ選びましょう。

はい	いいえ

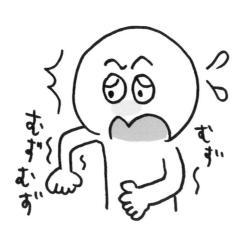

●かゆいところをかいたとしたら、実際にかく前に、かきたいという衝動に気づいていましたか？　１つ選びましょう。

はい	いいえ

●かく前に感じた衝動と一緒にどんな考えが起きましたか？

....

....

....

　こんなことを考えたかもしれませんね？　「ちょっとだけかこう……きっとだれにも気づかれないし」「かいたってべつにどうってことないよ」

　どんなことを考えてもよいのです。これは、自分の体や考えや気持ちに優しさと好奇心を向けながら、取るべき行動を選ぼうという練習なのです。

　たった１つの言葉が、体にある感覚をもたらして、その感覚がいろいろな考えや衝動へとつながって、その衝動が行動へもつながっていくというのは、とてもおもしろいことですね。

　考えてみれば「かゆい」なんて本当に単純な言葉です。ほかの言葉では、どんなことが起こるでしょうか？　次のページのいろいろな言葉を１つずつじっくり読みながら、どんな考えや衝動が起きるかに気づいてみましょう。

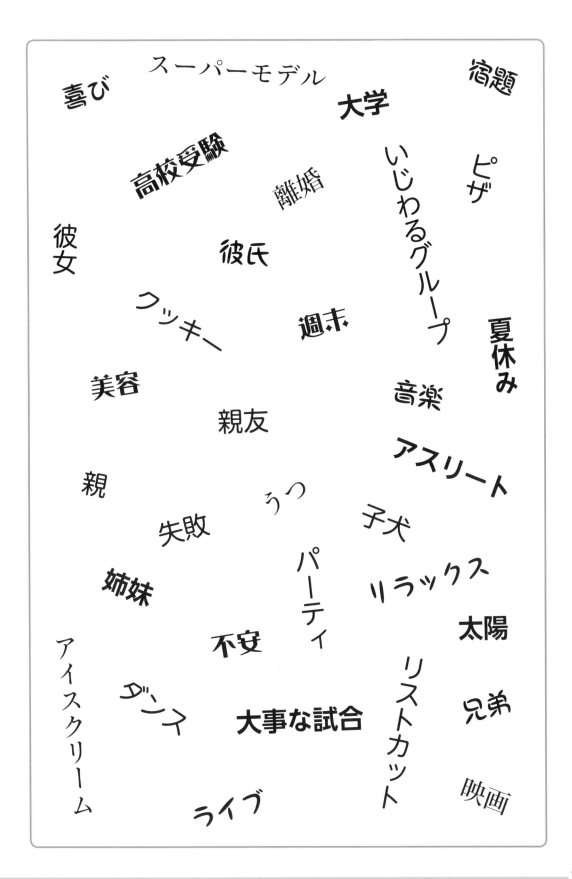

スーパーモデル　宿題　喜び　大学　高校受験　離婚　いじわるグループ　ピザ　彼女　彼氏　週末　夏休み　クッキー　美容　音楽　親友　アスリート　親　うつ　子犬　失敗　姉妹　パーティ　リラックス　太陽　不安　ダンス　大事な試合　リストカット　兄弟　アイスクリーム　映画　ライブ

衝動についての練習と、SNSや広告にはどんな関係があるでしょうか？　SNSや広告に使われる言葉やイメージは、「かゆい」という言葉のように、考えや衝動や行動を起こすものですよね。ちょっと考えてみましょう。SNSや広告が起こす考えには、どのようなものがあると思いますか？

　欲望、不親切な考え、不安、仲間はずれ、ほかにもあるでしょう。SNSや広告に対応するときは、このことを覚えておいて、自分の考えや衝動を観察してみるとよいでしょう。そうすれば、仲間はずれにされたのではないかと時間を使って悩んだり、SNSにいじわるな仕返しを投稿したり、特別なジーンズにお小遣いを使ったりしないで、なにか別の方法を選べるかもしれません。

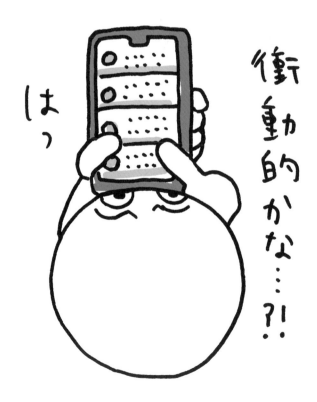

キレたときのことを 書いてみよう

　腹を立ててキレたときのこと、怒りのスイッチを入れたときのことについて体験レポートを書きます。ここ数日の間に、キレたことはありませんか？　パソコンが壊れて宿題の感想文が消えてしまったときかもしれません。服装を笑われたときかもしれません。状況を細かく思い浮かべて、次の質問に答えましょう。

● そのお話の主人公はだれですか？

....

....

● キレたきっかけはなんでしたか？　怒りのスイッチはなんでしたか？

....

....

....

● あなたはどう感じましたか？　なにをほしいと思いましたか？

....

....

● ほかの登場人物は、なにを感じ、なにをほしいと思っていたでしょうか？

....

....

....

●そして、どんなことが起きてしまいましたか？

....

....

....

●ほかにありえた結果はどんなものだったでしょう？

....

....

....

....

●思い返してみて、賢いあなたはどうすればよかったでしょう？

....

....

....

....

....

56 ワーク

合気道とは

　合気道は、攻撃者のエネルギーに対応する人が、自身のエネルギーと融合させて攻撃を別方向へ向け直すという武術です。このワークでは、あなたが攻撃を受けたと仮定して、いろいろな気持ちへの対応の仕方を探っていく練習をしましょう。

　さあ、攻撃されたつもりになってください。だれかが怒って、あなたに向かって侮辱的なことや批判的なことを叫びながら近寄ってきました。こんな想像をしたら、どんな考えや気持ちが起きますか？

●人は脅されると基本的に4つの方法で反応します。どんな方法でしょうか？あなたが攻撃されたと想像して、自分の反応の仕方を考えてみましょう。4つの反応の方法についてのあなたの考えを書いてみましょう。

　1. ....
　2. ....
　3. ....
　4. ....

　4つの反応について説明します。説明を読みながら、自分の考えや気持ちや体の感覚に、優しさと好奇心を向けましょう。

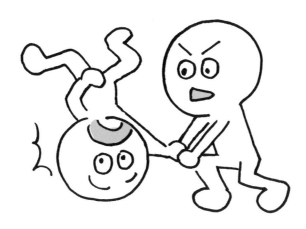

①**服従的反応**：敵意のある人が近づいてくると、表情と体で「お願い！　私を傷つけないで！」と恐怖を表して床でちぢこまります。

　●この反応を想像したとき、どんな考えや気持ちや体の感覚が起こりましたか？

考え：
....

気持ち：
....

体の感覚：
....

　●服従的な人は、どんなことを考えたり感じたりしているでしょうか？

....

　●近づいてきた敵意のある人は、服従的な人についてどう考えたり感じたりしているでしょう？

....

　●あなたが服従的な気持ちになったのは、どんなときでしたか？

....

　●敵意のある人のような気持ちになったのは、どんなときでしたか？

....

　●あなたはどんな状況のときに、服従的な反応で対応しますか？

....

アドバイス

　次のページに進む前に、ゆっくり深呼吸をして、自分をリセットしましょう。

②**回避的反応**：敵意のある人が近づいてきたら、軽く「じゃあね」と言うような表情で、その場から立ち去ります。

● こんな反応を想像したとき、どんな考えや気持ちや体の感覚が起こりましたか？

考え：..

気持ち：..

体の感覚：...

● 回避的な人は、どんなことを考えたり感じたりしているでしょうか？

....

● 近づいてきた敵意のある人は、回避的な人についてどう考えたり感じたりしているでしょう？

....

● あなたが回避的な気持ちになったのは、どんなときでしたか？

....

● あなたはどんな状況のときに、回避的な反応で対応しますか？

....

アドバイス

次のページに進む前に、ゆっくり深呼吸をして、自分をリセットしましょう。

③攻撃的反応：相手が近づいてきたら、怒りの表情と「あっちへ行け！」という仕草で、相手を力いっぱい押しやります。

●こんな反応を想像したら、どんな考えや気持ちや体の感覚が起こりましたか？

考え：＿＿＿＿＿＿＿＿＿＿＿＿＿＿＿＿＿＿＿＿＿＿＿＿＿＿＿＿＿＿＿＿

気持ち：＿＿＿＿＿＿＿＿＿＿＿＿＿＿＿＿＿＿＿＿＿＿＿＿＿＿＿＿＿＿

体の感覚：＿＿＿＿＿＿＿＿＿＿＿＿＿＿＿＿＿＿＿＿＿＿＿＿＿＿＿＿

●攻撃的な人は、敵意のある人に近づかれたとき、どんなことを考えたり感じたりしたでしょうか？

＿＿＿＿＿＿＿＿＿＿＿＿＿＿＿＿＿＿＿＿＿＿＿＿＿＿＿＿＿＿＿＿＿

●近づいてきた敵意のある人は、攻撃的な人についてどう考えたり感じたりしているでしょう？

＿＿＿＿＿＿＿＿＿＿＿＿＿＿＿＿＿＿＿＿＿＿＿＿＿＿＿＿＿＿＿＿＿

●あなたがこの攻撃的な人のような気持ちになったのは、どんなときでしたか？

＿＿＿＿＿＿＿＿＿＿＿＿＿＿＿＿＿＿＿＿＿＿＿＿＿＿＿＿＿＿＿＿＿

●あなたはどんな状況のときに、攻撃的反応で対応をしていますか？

＿＿＿＿＿＿＿＿＿＿＿＿＿＿＿＿＿＿＿＿＿＿＿＿＿＿＿＿＿＿＿＿＿

アドバイス

次のページに進む前に、ゆっくり深呼吸をして、自分をリセットしましょう。

④アサーティブな（自分の気持ちをきちんと主張する）対応：相手が近づいてきたら、相手が伸ばした腕をつかんで、相手と一緒に動きながら、180度回転させます。あなたは冷静な表情を保っています。

●こんな反応を想像したら、どんな考えや気持ちや体の感覚が起こりましたか？

考え： ....

気持ち： ....

体の感覚： ....

●アサーティブな人は、どんなことを考えたり感じたりしているでしょうか？

....

●近づいてきた敵意のある人は、アサーティブな人についてどう考えたり感じたりしているでしょう？

....

●あなたがこのアサーティブな人のような気持ちになったのは、どんなときでしたか？

....

●あなたはどんな状況のときに、アサーティブな反応をしたり対応をしたりしますか？

....

アドバイス

ゆっくり深呼吸をして、自分をリセットしましょう。

マインドフルネスの基本コンセプト
合気道

　ワーク 56 の「合気道とは」（147 ページ）も、対応と反応のちがいについてのトレーニングでした。道の穴と別の道、困難なコミュニケーションや、体験レポートなどで学んだことと同じですね。

　アサーティブな方法が、対応の方法として好ましい、正しい、よりよいというわけではありません。服従的→回避的→アサーティブ→攻撃的と、流れに沿って考えていくのがよいと思います。本当のマインドフルネスとは、そのときにふさわしいものをじょうずに選ぶことです。服従的になることが賢明な場合もあるでしょう。明確で強いエネルギーが必要なこともあるでしょう。しかし、マインドフルになれなければ、いつものように、相手を喜ばせようとしたり、支配しようとしてしまうのです。普段の行動に気づいて、状況に従って対応の仕方を賢く選ぶことをおすすめします。

　ある男性が脅されたときの話がラジオで紹介されていました。この実話は服従、回避、アサーティブ、攻撃についての先入観について考えさせられるものです。

　ある男性に不良青年が近づいてきて、ナイフをかざして財布を出すように迫りました。

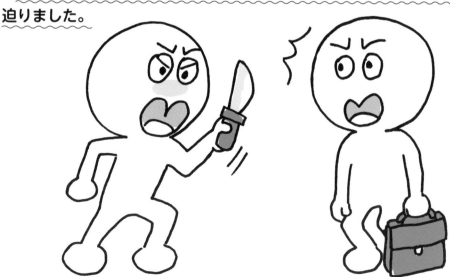

ここでちょっと考えてみましょう。あなたがその男性ならどうしますか？

こんな状況では、小柄な女性なら、きっと服従的な行動をとるかもしれません。財布と結婚指輪を渡して、どうか私を傷つけないでと乞うかもしれません。

この男性は財布を渡しました。そして青年が立ち去ろうとするのを呼び止めて、ジャケットも渡して、一緒に夕食を食べに行こうと誘ったのです。
青年は同意しました。そして青年は、男性から奪ったお金で2人の夕食代を払って、財布を返したのです。すると男性は、ナイフと引きかえに2000円を渡しました。

男性の対応が正しいとかまちがっているとかと言っているわけではありません。このお話で伝えたかったことは、習慣になっている反応について、そしてその反応以外にどんな巧みな選択があるかについて、考えてほしいということなのです。

思いもよらないパワフルな対応の仕方があるかもしれません。そもそも私たちがまず最初に取ろうとする行動は、あまり役立たないことが多いのです。

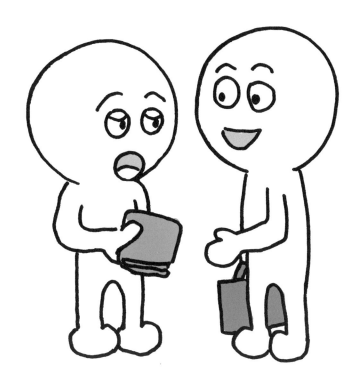

マインドフルネスの練習
今の瞬間に対応しよう

マインドフルネスの定義は、「自分の取るべき行動を選ぶために、優しい気持ちと好奇心を持って、今、ここに注意を向けること」です。このワークでは、マインドフルネスを生活の一瞬一瞬に取り入れる記憶方法を紹介しましょう。

1つ目は短い練習、2つ目は少し長い練習、3つ目は長い練習です。あなたにとって一番役立つものを、状況やタイミングや、状況の厳しさに従って選んでいきましょう。

ABC と覚えましょう

マインドフルネスの基本を ABC と覚えて、状況を観察して対応を選びましょう。とくに困難な状況のときは、ABC と覚えておけば役立ちますよ。

> A = Attention（注意）
> アテンション
>
> B = Breath（呼吸）
> ブレス
>
> C = Choice（選択）
> チョイス

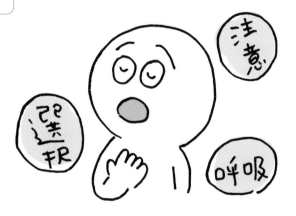

アドバイス

マインドフルになりたいときは、ちょっと立ち止まって、自分の呼吸（B）に注意（A）すれば、自分にとっても相手にとっても親切で上手な対応を選ぶ（C）ことができます。

STAR と覚えましょう
スター

次の方法は、高校受験で不安になっている生徒たちのために作った方法です。ほかの難しい状況でも役に立ちます。

> S = Stop（ストップして）
> ストップ
> T = Take a breath（呼吸して）
> テイク ア ブレス
> A = Accept（受け入れて）
> アクセプト
> R = Resume（再開する）
> リズーム

それぞれのステップについて説明しましょう。

ストップして： テストの問題の答えがわからないときでも、人生でなにか困難な問題に出くわしたときでも、まずとるべき第一ステップは、立ち止まることです。

呼吸して： ゆっくり何回か深呼吸をすれば、頭も体もリラックスして、次のステップへ進むことができます。

受け入れて： 困難な状況を受け入れて、ストレスを感じていることを受け入れましょう（すべてを受け入れる、と覚えてもいいでしょう）。

再開する： ゆっくりと何回か深呼吸をして、事態を受け入れて、用意ができたと思ったら元の活動へ戻りましょう。もう一度そのテスト問題を解いてみたり、ほかのところを先にやってみて、少し後でまたその問題に戻ってもよいでしょう。

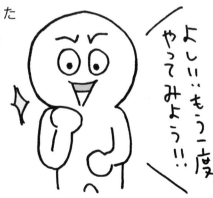

よし！！もう一度やってみよう！！

アドバイス
テストや難しい宿題だけでなく、日常生活の困難な状況にも使えますよ。上手な対応を選ぶことができます。

PEACE と覚えましょう

次は、5段階からなる練習です。

P = Pause（立ち止まる）
E = Exhale（息を吐き出す）
A = Acknowledge（気づいて、受け入れて、あるがままに任せる）
C = Choose（はっきり、勇気と共感とユーモアをもって選ぶ）
E = Engage（前向きにかかわる）

これは比較的長くてくわしい練習です。くり返し練習していくうちに、基本的なやりかたが覚えられるようになるでしょう。そして、状況に最も適した方法が自然と身につくようになります。

携帯をなくしたというような日常の小さなできごとから、赤点をとったり、恋人と別れたり、友だちが警察につかまったり、自分が逮捕されたり、妊娠したり、家族や周囲の人が亡くなったりというようなより深刻な問題まで、さまざまな困難な状況で役に立つ方法です。

マインドフルネスはただ呼吸を観察するだけではありません。**マインドフルネスの強みと利点は、困難なときに助けてくれるということです。**

どんな困難な状況のときでも使えます。はじめて試すときは、今直面している問題を思い浮かべましょう。はじめは小さい問題を選ぶとよいでしょう。もし今の問題がかなり厳しいものなら、時間をかけて、ゆっくりと、優しく行ないましょう。そして、必要なら助けを求めましょう。さあ、ゆっくりステップに従って読んでいきましょう。段階ごとに立ち止まって説明に従ってみましょう。

P＝立ち止まりましょう。

困難な状況だと気づいたら、立ち止まりましょう。

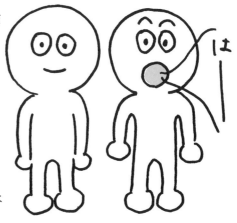

E＝息を吐きましょう。

息を吐き出しながらため息をついたり、唸(うな)り声を出したりしてみましょう。泣いてもだいじょうぶ。息を吐き出したら、次はなにをしますか？……　そう、息を吸いましょう。呼吸し続けましょう……。

A＝気づいて、受け入れて、あるがままに任せましょう。

呼吸しながら、状況をありのまま認めましょう。大切なものが入ったリュックをなくしてしまったり、両親が離婚したり、元恋人と親友が付き合っているのがわかったり。状況を認めるのは、それを喜ぶことではありません。好きであってもなくても、その状況をありのまま認めるということです。……そして受け入れましょう。その状況とあなたの反応 ── 怒り、絶望、傷心、嫉妬、それらすべて、あるいはほかの感情 ── を受け入れるのです。……そしてあるがままに任せましょう。

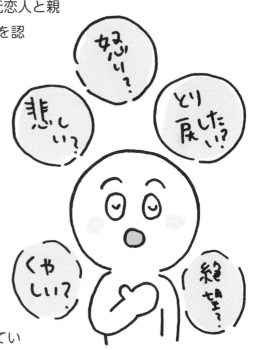

あなたの中の静かな場所で静止して、すべての考えや気持ちや体の感覚を眺めましょう。自分はだいじょうぶだというふりをして、今の体験を押さえつけようとしていることに気づきましょう。頭の中や友だちに対して、できごとを再現することで状況を悪化させようしていませんか？　そうであっても、あるがままにそれを許すのです。そしてどこか中間に着地できる点を見つけましょう。考えや気持ちに左右されてあとで後悔するような行動をとらずに、考えと気持ちをコントロールする方法を見つけましょう。

C＝選びましょう。

　対応の仕方を選びましょう。数分、数日、数週間、もしかしたら何カ月もかかるかもしれません。勇気と共感とユーモアを持って選びましょう。自分のほしいもの、限界、責任を明確にしましょう。自分にとっての真実を語り、他者にとっての真実に耳を傾ける勇気を持ちましょう。自分と他者に対しても共感を持ち、人間であることがときにどれほどつらいのかを理解しましょう。あまり深刻にならず、ユーモアを持つことは驚くほど効果的なのです。

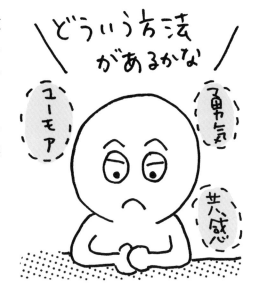

どういう方法があるかな

ユーモア　勇気　共感

E＝前向きにかかわりましょう。

　休止して、息を吐き出して、体験していることを受け入れて、対応を選んだら、周囲の人や状況や人生に前向きにかかわっていきましょう。

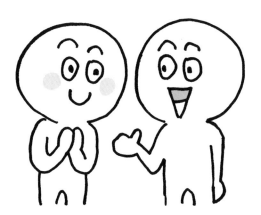

> **アドバイス**
>
> 　この練習は、ほかの問題にも使うことができますよ。極端につらい状況なら、毎日何度もくり返して練習する必要があるかもしれませんし、友だちや親や先生やカウンセラーや医師の助けが必要かもしれません。

マインドフルネスの練習
愛と思いやり

　人はだれでも親切にしてほしいと思っています。理解してもらって、愛してもらいたいのです。でも私たちは、人がなにをして、どんなことを達成しているかに焦点を当てがちです。どんな授業を受けているか、スポーツはなにをしているか、どんなトレーニングをしているか、仕事はなにか、交流やSNSをしているか、よい成績をとっているか、問題を起こしてないか、最新の携帯やジーンズやライブチケットを持っているか……リストは限りなく続きます。

　メディアに踊らされる社会では、思いやりや愛情を互いに示し合うような重要なことを、すっかり忘れてしまうことがよくあるのです。

　思いやりや愛情を与えたり与えられたりするスキルは、学んだり練習したりできないと思うかもしれませんね。でも練習できることなのです。そして、練習することによって、喪失感を埋めたり、行動を左右する絶望的な痛みを和らげることができます。さっそく練習してみましょう。

　ゆっくり読みながら、感じてください。言葉があなたの心にしみ込むように、ゆっくりと急がずに。

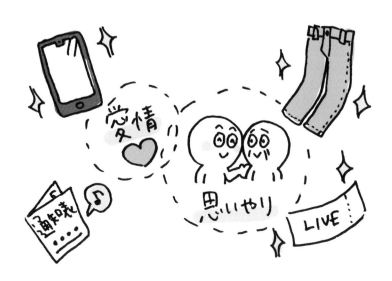

何回かゆっくり深呼吸をしながら、だれかがあなたの本当の姿を見て、理解して、優しく愛情を注いでくれた瞬間を思い出しましょう。

　家族、コーチ、先生、指導者、友だち、ペット、知らない人だったかもしれません……。

　だれかの顔を思い浮かべましょう。その人の笑顔や笑っているところや、ただあなたと一緒にそこにいるところを想像しましょう……。

　はじめは、そういう瞬間が思いつかないかもしれませんが、だいじょうぶ。ただ呼吸をして、その瞬間が思い出の中から浮かび上がってくるのを待ちましょう。とてもシンプルなこと、たとえば親切な言葉や笑顔、肩にそっと手をかけてくれたことでもいいのです。（特になにも浮かばないのなら、ただ愛情に満ちた気持ちが体中にあふれるのを感じてみましょう）

　体はどんな感じになりましたか？　理解してくれて、優しくしてくれて、愛情を注いでくれる人たちのことを思い出すと、どんな気持になりますか？

息をして、心を開いて、思いやりと愛情の贈りものを受け取りましょう。時間をかけてゆっくりと。急がなくてもいいのです。

　声に出さず、頭と心だけで、相手（動物でもいいのです）に思いやりを送りましょう。「あなたが幸せでありますように」と言いながらでもいいですね。

　そして、その人たちから、親切な行為や愛情があなたへ戻ってくるのを感じましょう。

　心の準備ができたら、同じように「私が幸せでありますように」と言いながら、愛

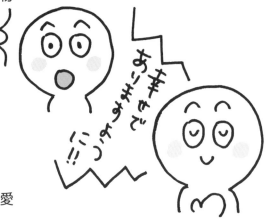

情あふれる気持ちをあなたに送りましょう。

　だれかが優しくしてくれたり、愛情をかけてくれたりしたときのことを思い出しましょう。その人の顔や笑い声を思い浮かべ、親切や愛情を感じましょう。そして、「幸せでありますように」と願いを送りましょう。

　思い出しながら真実を感じましょう。自分は優しくされたり愛されたりする価値のある、愛すべき人間なのだと。

　準備ができたら、また「私が幸せでありますように」と言葉を送りましょう。

　愛や思いやりの感情が小さくて気づきにくいことも、とても強くて激しいこともあるでしょう。どちらでもいいのです。変える必要はありません。

**　さあ、呼吸をしてストレッチしながら、思いやりと愛情を送ったり受け取ったりする練習をしましょう。**

　最後の数分間に、愛する人たちや、会ったこともない人、愛したり好きになったりできない人へも、優しい愛情を向ける実験をしてみましょう。自分の好きになれないところ、たとえばちぢれた髪や、読むのが遅いことや、怒りっぽいことなどにも、愛情を送ってみましょう。親友が幸せでありますように。私の怒りが穏やかに静まりますように。

**　いろいろな人にいろいろな愛情を送ってみましょう。**言葉も工夫してみましょう。自分に一番ピンとくる言葉はなんですか？　「変だ」「バカげている」と思ってもいいのです。やってみましょう。人や自分の気に入らない体のパーツにも優しい愛情を送ると、きっと驚くようなことが起こりますよ。

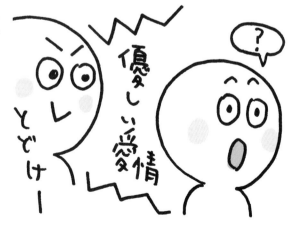

**　つらい日には、自分に愛と思いやりを送ることができるということを思い出しましょう。**そして静かに、「私が幸せになりますように」と言い、愛と思いやりの練習を好きなだけやってみましょう。

自分はこのままで愛される存在なのだと、そしていつでも愛を送ったり受け取ったりすることができるのだということを、忘れないようにしましょう。

　この練習の最後に、みんなにこう言いましょう。

「みんなが幸せでありますように」
「みんなが平穏でおだやかでありますように」

　そして自分へもこう言いましょう。

「今のままの私が、幸せでありますように」
「今のままの私が、平穏でおだやかでありますように」

　はじめのうちは、変だと思ったり、しっくりこなくても、それは正常なことです。練習を続けていけば、きっとなにか発見できますよ。

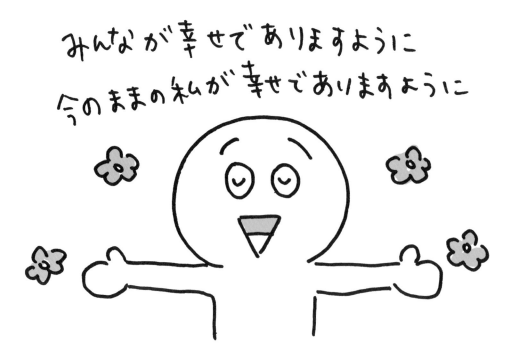

60 ワーク

おさらい

愛と思いやり

●愛と思いやりの練習はどうでしたか？

....

....

●愛と思いやりの練習をしていて、なにを感じたり考えたりしましたか？

....

....

●人から愛情を受け取るのは、簡単でしたか？ それとも難しかったですか？
1つ選びましょう。

| 簡単だった | 難しかった | その中間 |

●人に愛情を送るのは、簡単でしたか？ 難しかったですか？ 1つ選びましょう。

| 簡単だった | 難しかった | その中間 |

●自分自身に愛情を送るのは、簡単でしたか？ 難しかったですか？ 1つ選びましょう。

| 簡単だった | 難しかった | その中間 |

●冗談みたい、バカみたいだと思いましたか？ 1つ選びましょう。

| はい | いいえ | よくわからない |

●この練習をしているとき、体はどんな感じでしたか？

....

....

●愛情を送ったり受け取ったりする練習ができることについて、どう思いますか？

....

....

●この練習を試してみたり、練習していきたいと思いますか？　1つ選びましょう。

はい	いいえ	もしかしたら

●苦手な人に試してみようと思いますか？　1つ選びましょう。

はい	いいえ	もしかしたら

●不親切な考えを直すのに、この練習を使ってみてもいいと思いますか？　1つ選びましょう。

はい	いいえ	もしかしたら

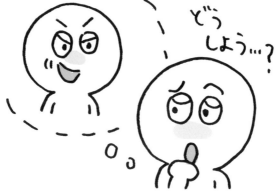

マインドフルネスは自分への贈りもの

　マインドフルネスをより生活の中に取り込む練習をしましたね。日常のさまざまな状況でより強くマインドフルに対応する方法を取り入れましょう。ワーク59の「愛と思いやり」（159ページ）の練習で愛情を送ったり受け取ったりする練習をしましょう。できれば、小さいところからはじめてみましょう。シンプルな状況に対応したり、好きな人に愛情を送る練習をします。

　次にステップを上げて、もっと難しい状況に対応したり、苦手な人に愛情を送る練習をしてみましょう。状況にじょうずに対応する方法や、自分やほかの人に愛情を持つ力を向上させるために、ストレッチしてみましょう。

・人や日常のできごとには、反応するのではなくて、対応しましょう。このワークで練習した３つの方法を使いましょう。
・愛と思いやりの練習を毎日やってみましょう。

> マインドフルネスは、
> 自分にとってよい行動を選べるように、
> 今ここに、優しい気持ちと好奇心を持って、
> 注意を向けることです。

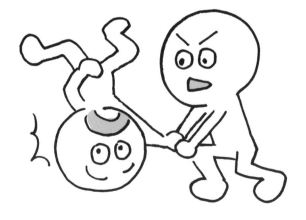

Part 8

マインドフルネスの
まとめ

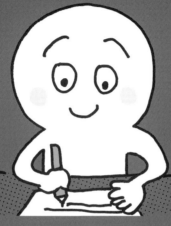

　マインドフルネスの練習の基本と、日常生活でもっとマインドフルになるための方法を、下にまとめました。パート8では、苦しみを和らげて、毎日の生活にマインドフルネスと共感をもたらす方法をもう少し紹介しましょう。苦しいときにも、平穏で快適で幸福なときにも、人生のどんな瞬間にも役立つ方法です。

・呼吸を使って、自分の中の静かな場所に落ち着きましょう。

・平穏で快適で幸福な瞬間を楽しみましょう。

・困難なときに気づきましょう。

・考えと気持ちと体の感覚に、優しさと好奇心を向けましょう。

・抵抗が苦痛を大きくしているかどうか、考えましょう。

・ほかの人がかかわっている場合は、その人たちの考えや気持ちや欲求を
　考えましょう。

・穴に落ちるより、新しい道を選びましょう。

・反応する代わりに対応しましょう。

・愛と思いやりを自分とほかの人へ与えましょう。

自尊感情

自尊感情は、自分についてどう考えるかということで、2つの考え方があります。

①**自分を他者と比べて考える**：「あなたより私のほうが優れている（劣っている）」
②**成功や失敗に基づいて自分について考える**：「自分は優れた生徒や、アスリートや、音楽家や、人間だ」あるいは「自分は劣った生徒や、アスリートや、音楽家や、人間だ」

「自分が他人よりも優れている」「自分は成功者だ」と前向きに考えれば、自尊感情は素晴らしいものです。しかし、自分について後ろ向きに考えるのは、不親切な考えにガソリンを注ぐようなものです。ちょっと試してみましょう。

●**自分が成功したと思ったとき、人より優れていると思ったときの状況を思い出して、簡単に書いてみましょう。**

....

....

●**そういう状況のとき、あなたはどんなことを考えていましたか？**

....

....

●**どんな気持ちでしたか？**

....

....

●考えや気持ちは体にどう表れていたでしょうか？（たとえば、「成功したり、人より優れていると思ったとき、ちょっと自慢気だった。鼻が高く、胸を張っていた」）

....

....

●自尊感情が下がっていたときについても同じことをしてみましょう。失敗したと思ったとき、あるいは人より劣っていると思ったときの状況をくわしく思い出して、簡単に書いてみましょう。

....

....

●そういう状況のとき、あなたはどんなことを考えていましたか？

....

....

●どんな気持ちでしたか？

....

....

●考えや気持ちは体にどう表れていたでしょうか？（たとえば、「失敗したり、人より劣っていると思ったとき、体が少ししぼんだり、うつむいたりした」）

....

....

●自尊感情を高めるのは、どんな特質でしょう？　3つ書いてみましょう。

1.
   ....
2.
   ....
3.
   ....

　次に、高い自尊感情や特質によるプライドの高さには、マイナス面がないか考え
てみましょう。たとえば、自分や他人の期待どおりの行動やパフォーマンスができ
ないと、ストレスを感じませんか？　この考え方を理解するために、いくつか例を
あげましょう。

特質1：　私はタフだ。

マイナス面：　タフでいるのはときどき疲れる。支えたりなぐさめたりしてほしいと
きがある。タフなふりをして苦痛を隠していることがある。

特質2：　私は親切だ。

マイナス面：　私はよく、自分よりも人のことを優先させる。自分のケアをちゃん
とできない。自分でしたくないこともしてしまう。

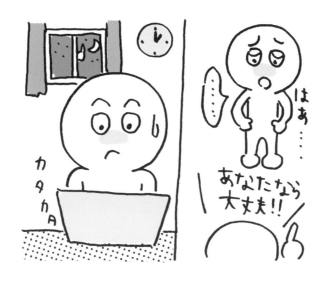

●どんな特質にもマイナス面とプラス面があります。あなたの自尊感情を高めている3つの特質のマイナス面はなんでしょう？

....

....

....

....

....

アドバイス

　人間は、マイナス面を深刻に受け止めずに、劣等感より優越感の方へ、失敗より成功の方へと、ローラーコースターのように下から上へと上っていくことができるのです。私たちは自分の長所や成功を心から喜ぶことができます。そして、自分を弱さや「失敗」で定義せずに、そのまま受け入れることも学べるのです。失敗や劣等感といった体験を、優しい気持ちと好奇心を持ちながら、軽く受け止められるのです。他人より優れている、もっと成功したと思ったりすることも、人より劣っている、失敗したと思ったりすることも、どちらも一時的な体験であって、それによって私たちの特質が決まるわけではないということを、覚えておきましょう。

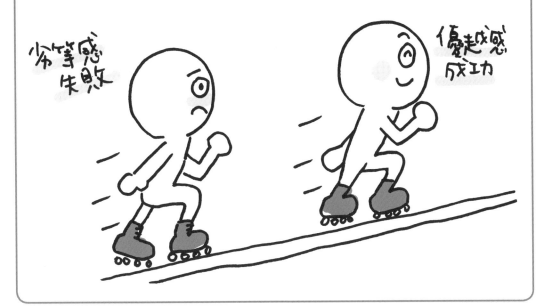

トレーニング
自分に優しくしよう

　人間にはだれにでも困難なときがあり、だれもが思いやりを与えられるべきなのです。それを理解することが、自分へ思いやりを持つことの基本です。自分への共感には、自分をどう思うかとか、成功や失敗や、人との比較などは関係ありません。それが自尊感情とのちがいです。

　クリスティン・ネフ博士*によれば、自分への優しさには3つの部分があります。①マインドフルに気づくこと、②自分へ思いやりを持つこと、③人間の共通点を理解することです。ここまで読んできたあなたは、自分の中の静かな場所とは、マインドフルに気づくことと自分に優しくすることだと、もうすでに知っていることでしょう！　ネフ博士は、マインドフルに気づくことはネガティブな考えや感情であっても、押さえつけたり、それにおぼれたりせずに、心を開いて明確に観察することだと言います。また、自分への思いやりは、とくに自分が苦しんでいるときや失敗したとき、劣っていると感じたときなどに、自分への思いやりを育てることだと説明しています。

*クリスティン・ネフ博士：自分への優しさについての研究の先駆者で専門家。

　自分へ優しくするための3つ目の要素は、「自分が劣っていると苦しんだり感じたりすることに気づくことは、人類すべてに共通していることだ」と理解することです。これは、だれでも悲しんだり、怒ったり、恐れたり、腹を立てたり、嫉妬したり、不安になったり、落胆したりするということ、自分だけに起こることではないということなのです。自分のことを悪く思うことは、だれにだってあることなのです。

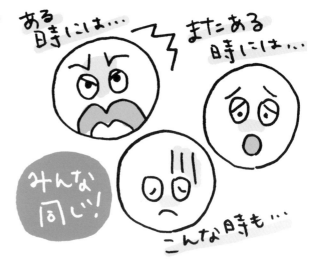

●ワーク 61 の「自尊感情」（168 ページ）のトレーニングを見直してみましょう。自分が人より劣っている、失敗したと思ったときのことを思い出し、胸に手を当てて、こう言いましょう。

_____が起きたとき、とてもつらかった。

でも、だれにでもつらいときはある。

今この瞬間、私は自分へ思いやりと優しさを贈る。

●このように、自分の真の友になれると、どんな気持ちになりますか？

....

....

....

●つらいとき、あなたは真の友に対するのと同じ思いやりと知恵を、自分自身にも向けることができますか？　1 つ選びましょう。

はい　　　　　いいえ　　　　　かもしれない

●あなたの経験から考えて、ワーク 59 の「愛と思いやり」の練習（159 ページ）は、自分自身に優しさを持つことに役立つと思いますか？　1 つ選びましょう。

はい　　　　　いいえ　　　　　かもしれない

　自分に優しくすることは、人をより健全にするだけではなく、レジリエンス（困難を乗り越える力）を強めてくれると、ネフ博士は言います。博士の研究によれば、自分への共感によって、大学生の学習能力もアップすることがわかっています。あなたがつらい気持ちになったり、困難に立ち向かっているとき、たとえば恋人と別れたとき、親とケンカしたとき、成績が下がったとき、スポーツがうまくできないとき、オーディションに合格しなかったときなど、自分への共感という贈りものをしてみましょう。胸に手を当ててこんなシンプルな言葉を言ってみましょう。

> ＿＿＿＿＿＿＿＿＿＿＿＿が起きたとき、とてもつらかった。
>
> でも、だれにでもつらいときはある。
>
> 今この瞬間、私は自分へ思いやりと優しさを贈る。

　これは、つらいときにも自分となかよくなれる簡単な方法です。ただ口に出して言うだけでもよいのですが、友だちへの思いやりと同じ気持ちを、自分自身にも心を込めて贈ることができれば、もっと効果が上がります。

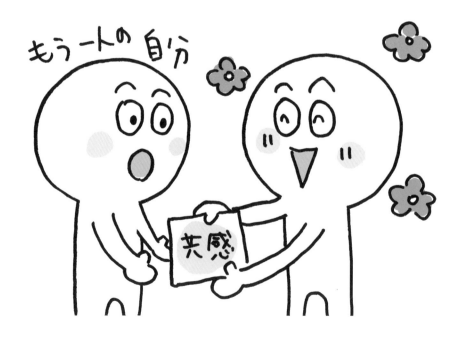

マインドフルネスの練習
生活の中のマインドフルネス

　どんなことでもマインドフルに行なうことができます。食べたり、お風呂に入ったり、歩いたり、家の手伝いをしたり、人と話したり、スポーツの試合をしたり、ステージでパフォーマンスをしたり、ただ友だちとぶらぶらしたり。こんな日常の活動をもっとマインドフルに行なえば、たくさんの効果が得られます。

　楽しいことをマインドフルに行なえば、もっと楽しくなります。それに不愉快なことでもマインドフルに行なえば、抵抗を減らして、苦痛が減少することが多いのです。なにかをマインドフルにすることによって、注意が今に向けられて、将来を心配したり過去にとらわれたりすることがなくなり、不安になったり、気が滅入ったりすることが少なくなります。そして重要なのは、困難な状況でマインドフルネスを使えば、状況に反応するのではなく、対応できるようになります。困難なことが手に負えなくなるのを防げるのです。マインドフルネスが、プロのアスリート、医師、弁護士、教師、音楽家、俳優、シェフ、軍人をはじめとするすべての職業の人に適しているだけでなく、多くのトップ企業や警察や消防署でも使われているのは、そういうわけなのです。

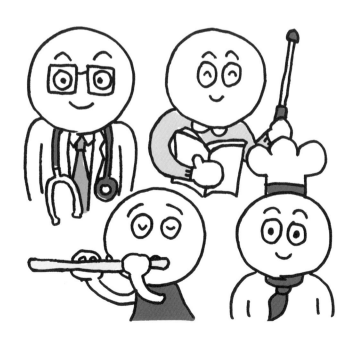

日常のトレーニングをマインドフルに行なうということは、今していることに100％の思いやりと好奇心を向けることです。たとえば、マインドフルな歯の磨き方はこうです。

　歯を磨く前に、100％の思いやりと好奇心を向けましょう。**歯を磨く間は、ほかのことには一切注意を向けないで、歯を磨いていることに集中してみましょう。**宿題、その日のできごと、楽しみにしているイベント、友だちにメールすることなどを考えずに……ただ、今この場所で歯を磨いていることだけに注意を向けましょう。

　歯磨き粉のチューブを手に取って、キャップをはずしましょう。チューブとキャップの感触や温度を感じましょう。次に歯ブラシを手にして、チューブを押して歯磨き粉が押し出されるのを感じましょう。歯を磨いているときの手、腕、舌、ほおの動きを感じましょう。歯磨き粉の味に気づきましょう。吐き出しますか？　飲み込みますか？

　頭が将来や過去のことにさまよいはじめてもいいのです。それに気づくことがマインドフルネスなのですから！　**注意がさまよいはじめたことに気づいたら、ゆっくりと注意を歯磨きの感覚や、歯磨き粉の味や香りに戻しましょう。**歯を磨いている音や、歯ブラシを洗う水の音を聞きましょう。歯ブラシと歯磨き粉をもとの位置に戻す動きを感じましょう。

　もう一度言いますよ。**どんなことでもマインドフルに行なえるのです。**マインドフルに歩いたり、お風呂に入ったり、休憩したり……いろいろ試してみましょう。

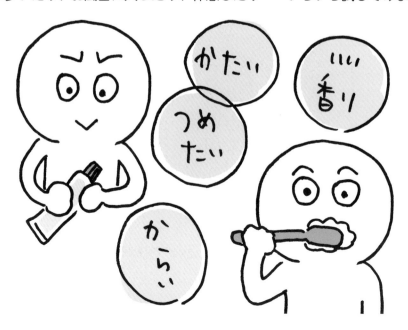

マインドフルネスの練習
懐中電灯を当ててみよう

　これまでに覚えた基本的な練習を1つにしました。次の説明を読んで練習しましょう。比較的静かな、1人になれる場所で、居心地のよいところを選びましょう。

　準備ができたら、落ち着いて目を閉じましょう。あなたの注意を懐中電灯に見立てて、自分の呼吸と呼吸の間の「自分の中の静かな場所」に光を静かに当てましょう……。

　1分ほどしたら、こんどは、光を音にそっと当ててみましょう。部屋の中の音、部屋の外の音、体の中の呼吸や心臓や耳鳴りの音……。

　準備ができたと思ったら、今度は体に光を当てましょう。体がどこに触れているか、椅子やベッドや洋服や空気に触れているのを感じましょう。居心地のいいところ、よくないところはどこか、感じましょう……。

　また準備ができたら、光を考えに当てましょう。考えが起きて、去っていきます……。

　そして、気持ちに光を当てましょう。なんでもいいのです。今感じていることをただ認めましょう……。

　さあ、光を呼吸に当て、それから「自分の中の静かな場所」に向けましょう……静かに平穏にただ呼吸して休止していましょう……。

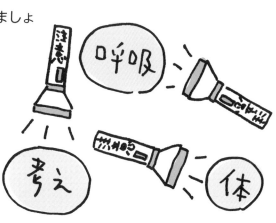

アドバイス

　注意という懐中電灯があることを知っておくと、とても役に立ちます。そして練習すれば、懐中電灯にスイッチを入れて、どこに光を当てるかを選ぶことができるようになります。光を大きくして全体を照らすことも、光を絞って1つのことだけを照らすこともできます。たとえば、バスケットボールのシュートだけ、テストの問題1つだけ、目の前の1人だけ、ミカンの味など……注意の光を広げたり狭めたりすることができると、いろいろな状況で役に立ちます。楽器の演奏やスポーツをしているとき、テストを受けているとき、困難な話し合いをしているときなど、役立つ場面はたくさんあります。

友だちへの手紙

　クラスの終わりにはいつも、これまでのトレーニングでなにを学んだか、友だちへの手紙を書くようにすすめています。友だちはペットでも、想像上の友だちでもだれでもいいのです。あなたも書いてみましょう。マインドフルネスについて思ったとおりに書けばいいのです。名前を書く必要も、出したくなければ出す必要もありません。自分の体験したことをおさらいすることだけが目的なのです。

　さあ、準備ができたらマインドフルネスを知らない友だちに短い手紙を書いてみましょう。

- 「自分の中の静かな場所」、あるいは気づくことについて
- 毎日の生活で、どのようにマインドフルネスを使ったかについて

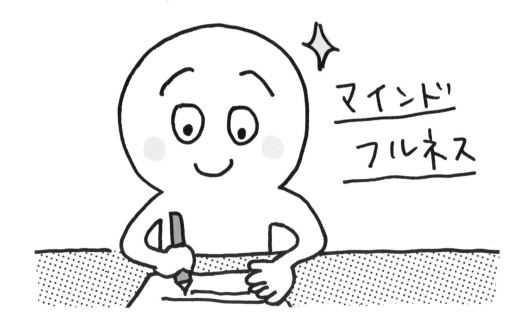

　　　　　　　　さんへ
....

....

....

....

....

....

....

....

....

....

....

....

....

....

....

....

....

　　　　　　　　　　　　　　　　　　　　　　　　　　　より
　　　　　　　　　　　　　　　　　　　......................................

マインドフルネスという贈りものを自分へ贈り続けましょう

　マインドフルネスを理解していくことは、自分への貴重な贈りものです。人生のすべての面で役立つ、本質的なスキルをあなたは学んだのです。家庭で、学校で、スポーツやパフォーマンスで、職場などで役に立つだけではありません。大切なことは、自分自身との関係やほかの人との関係にも役立つということです。

　大人になってマインドフルネスを学んだ人のほとんどが、「もっと若いときに学んでいればよかった」と言います。マインドフルネスが人生のすべてを向上させてくれることに気づいたからです。10代で学んで、高校や大学時代、そして大人になってからも使い続けることができればどれほど役に立っただろうか、と思うのです。

　今、マインドフルネスを学んだあなたは自分を心から祝福すべきです！　練習を続けて、マインドフルネスの贈りものを、いつも自分へ送り続け、そして受け取り続けてください。

　マインドフルネスもほかのスキルと同じように、使っていないと忘れていくものです。なにか自分で思い出す方法を作るとよいでしょう。そして、もし練習をやめてしまっても、だいじょうぶです。考えがさまよいはじめたときに呼吸に注意を戻したときと同じように、また練習に注意を、そっと戻していけばよいのです。マインドフルネスを贈り続けるヒントをいくつか紹介しましょう。

- ・日常生活の中でマインドフルネスの練習をしましょう。
- ・毎週、練習する回数と時間を決めて自分に約束しましょう。

　いつまで、どのくらいの頻度で練習し続けるか決めたら、それを守る努力をしましょう。カレンダーかスマホに、1カ月後の日付に印をつけて、約束が守れたかどうかを、優しい気持ちと好奇心持って調べてみましょう。守れていれば、このまま練習を続けるかどうかを決めましょう。守れていなかったら、また練習を再開するかどうかを決めましょう。

> マインドフルネスは、あなたのものです。
> あなたが平穏に幸福に生きるための練習です。

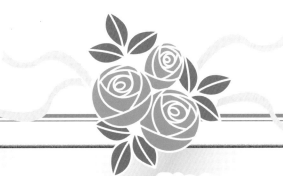

やったね！　おめでとう！

　おめでとう！　この本でマインドフルネスの練習をしたあなたは、自分にとても大切な贈りものをしたのです。人生の一瞬一瞬に、思いやりと好奇心を向けながら練習をして、あなたと周囲の人にとってストレスの少ない、より楽しい世界を作るスキルを学ぶことができたのです。あなたがそれを学んでくれたことは、私にとっても喜びです。

　あなたが自分自身のよりよい友だちになれること、そしてあなたと私もこの本を通して友人になれることを願っています。

　マインドフルネスの練習によって、あなたがより賢い選択と思いやりのある行動ができますように。そして、平穏で幸福な人生を過ごせますように。

日本語版によせて

　この本は 10 代の若者向けに書かれた本ですが、この本を手に取った方は、学校の先生や 10 代の若者とかかわる専門家かもしれませんし、子育て中の方かもしれません（10代の若者がこの本を手に取ってくれているとしたら、本当に素晴らしいことです！）。どのような人であっても、この本を手に取っている「今このとき」から、あなたは「マインドフルネス」の入り口に立っているといえます。

　この本は、マインドフルネスを実践したいと思っている 10 代の若者はもちろんのこと、彼らをサポートする人びとにとっても、とても素晴らしい教材だといえます。マインドフルネスは、1 人で実践したり、だれかに教えたりすることが難しいというイメージがあるかもしれませんが、この本を読み進めるうちに、そのイメージは払拭されていくことでしょう。

　この本の特徴は、1 章ごとにマインドフルネスの要素を 1 つだけ取り上げて、わかりやすく簡潔に説明がされていることです。また、豊富な事例も紹介されているので、読者の日常生活にも活かしやすくなっています。さらに、この本はワークブック形式になっているので、自分の行なったマインドフルネスの軌跡を振り返ることで、自分だけの「お守り」としても使えることでしょう。読者が自分 1 人でもコツコツ取り組めるようなさまざまな工夫がされていますので、楽しみながら取り組んでいただけると思います。

　この本の上手な使い方は「ゆっくり丁寧に」という気持ちで「実践する」ことです。この本のようなワークブックを手に取ると、早く習得したいという想いから「全部を完璧にこなさなければいけない」と思いがちですが、そうではありません。作者も言っていますが、もし、中断してしまったとしても、再開したいときにまた再開すればいいのです。末長くマインドフルネスとかかわっていこうとする気持ちが大切であることを知っておいてください。また、この本を用いて、10 代の若者にマインドフルネスを教える方々にも、「やらせようとしないこと」が大切なスタンスであることを知っておいていただきたいです。

　私自身も、これまで、多くの親子や子どもたちと一緒にマインドフルネスのトレーニングを実践してきました。その時に私が最初にお伝えするのは、「マインドフルネスのトレーニングは、自転車にはじめて乗るときの練習と似ている」ということです。ブレーキのかけ方やペダルの踏み出し方などを何度聞いても、自転車は乗れるようにはならないのと同じように、マインドフルネスもトレーニングを続けるうちにコツがつかめるようになっていきます。自宅で子どもにマインドフルネスを教えるお父さん・お母さん、学校で子どもにマインドフルネスを教える先生についても同じです。自転車になかなか上手に乗れな

い子を叱ったりしないで、励ましながら、子どもの特徴に合わせて丁寧に教えるように、マインドフルネスのトレーニングも子どもたちを励ましながら、丁寧に話し合っていくことが大切になります（このかかわり自体がマインドフルネスともいえます）。

　マインドフルネスのトレーニングを通じて親子の絆が深まったり、生き生きとした日常や学校生活を送れるようになった子どもたちをたくさん見てきました。このような経験を通して、多くの子どもたちにマインドフルネスをもっと経験してほしいと願う一方で、なかなか実現できていない現状にもどかしい思いもありました。しかし、この本は、それらの欲求不満を解消する力を秘めていると私は確信しています。

　10代という年代は、人の成長のなかで最も多感な時期でもあります。それゆえに、多くのことに悩み、葛藤し、それを克服してたくましくなる時期でもあります。ただ、この克服の仕方が後々問題になることも事実です。たとえば、いやなことやいやな人を極端に避けて安心できたとしても（その人なりの克服の仕方かもしれないですが）、大人になってから、人間関係で一層悩むことになります。人と比べて自分の価値を推し量ることも同じです。「あの人には負けたくない」という動機は、時として大きな活力を生むかもしれませんが、大人になってからは、自分自身や他人を簡単に否定したり、挑戦することや努力は無駄なことだと考える「固定的マインドセット」によって、人生がつまらなく感じてしまうかもしれません。このような大人にならないためにはどうすればいいのでしょうか。一番大切なのは「自分自身を慈しむ（セルフ・コンパッション）」ということです。自分自身を慈しむとはどういうことか……簡単なようで難しいのかもしれませんが、マインドフルネスのトレーニングの中に（この本の中に！）、そのヒントがたくさんあります。

　今、あなたは「マインドフルネス」の入り口から少し歩みはじめたかもしれません。この本を通して、自分のペースで自分らしくマインドフルネスを体験した後に、みなさんが大きな幸せを感じられることを願っています。

今井正司（人間科学博士、公認心理師）

今井正司（Imai Shoji）
早稲田大学人間科学部に入学し、同大学大学院の修士課程と博士後期課程を修了後は、日本学術振興会特別研究員（DC・PD）、早稲田大学応用脳科学研究所（助手・講師）を歴任し、現在は名古屋学芸大学にて小学校教諭・養護教諭・保育士の養成に携わっている。マインドフルネスな教育や子育てに関する実証的な研究を行ないながら、教育や子育て分野におけるマインドフルネスのワークショップやカウンセリングなどを数多く行なっている。

■著者

エイミー・サルツマン（Amy Saltzman）

医学博士。ホリスティック医療の医師、マインドフルネス・コーチ、研究者として活動。
「教育におけるマインドフルネス協会」の設立者でディレクター、「教育のマインドフルネス・ネットワーク」の発足会員で「北カリフォルニア・マインドフルネス顧問委員会」の創始者の1人として活躍。
すべての人びとがより健全になり、「自分の中の静かな場所」を見つける手助けをすることに力を注ぐ。また、若者のためのホリスティック医学とマインドフルネスの分野における先駆者。サンフランシスコ・ベイエリアに、夫と2人の子どもと暮らす。
瞑想とスポーツと、ときたま詩を書くことに熱中している。
ウェブサイト：http://www.stillquietplace.com

■訳者

上田勢子（Uyeda Seiko）

東京都生まれ。1979年よりアメリカ・カリフォルニア州在住。
慶応義塾大学文学部社会学科卒業、カリフォルニア州CCAC美術大学にて写真専攻後、カーメル写真センター理事を務める。
1984年から現在まで出版企画、翻訳、写真展企画などを手がける。
●児童書・一般書の翻訳
『わかって私のハンディキャップ』（全6冊）（大月書店、2016年）
『教えて！哲学者たち　子どもとつくる哲学の教室』（上）・（下）（大月書店、2016年）
『だいじょうぶ　自分でできる〜ワークブック（イラスト版子どもの認知行動療法）』（全8巻）
（明石書店、2009〜2016年）
『レッド　あかくてあおいクレヨンのはなし』（子どもの未来社、2017年）
『わたしらしく、LGBTQ』（全4冊）（大月書店、2017年）他、多数翻訳。

組　版　Shima.
イラスト　WOODY
カバーデザイン　宇都木スズムシ（ムシカゴグラフィクス）

〈10代の心理をサポートするワークブック②〉

インスタントヘルプ！　10代のためのマインドフルネストレーニング
不安と恐れで押しつぶされそうな子どもをヘルプするワーク

2020年3月5日　　第1刷発行

著　　　者　エイミー・サルツマン
監　　　修　今井正司
訳　　　者　上田勢子
発　行　者　上野良治
発　行　所　合同出版株式会社
　　　　　　東京都千代田区神田神保町1-44
　　　　　　郵便番号　101-0051
　　　　　　電話　03（3294）3506
　　　　　　FAX　03（3294）3509
　　　　　　振替　00180-9-65422
　　　　　　ホームページ　http://www.godo-shuppan.co.jp/

印刷・製本　恵友印刷株式会社